肺炎がいやなら、ご飯に卵《たまご》をかけなさい

耳鼻咽喉科 専門医 西山耕一郎

飛鳥新社

肺炎がいやなら、ご飯に卵をかけなさい

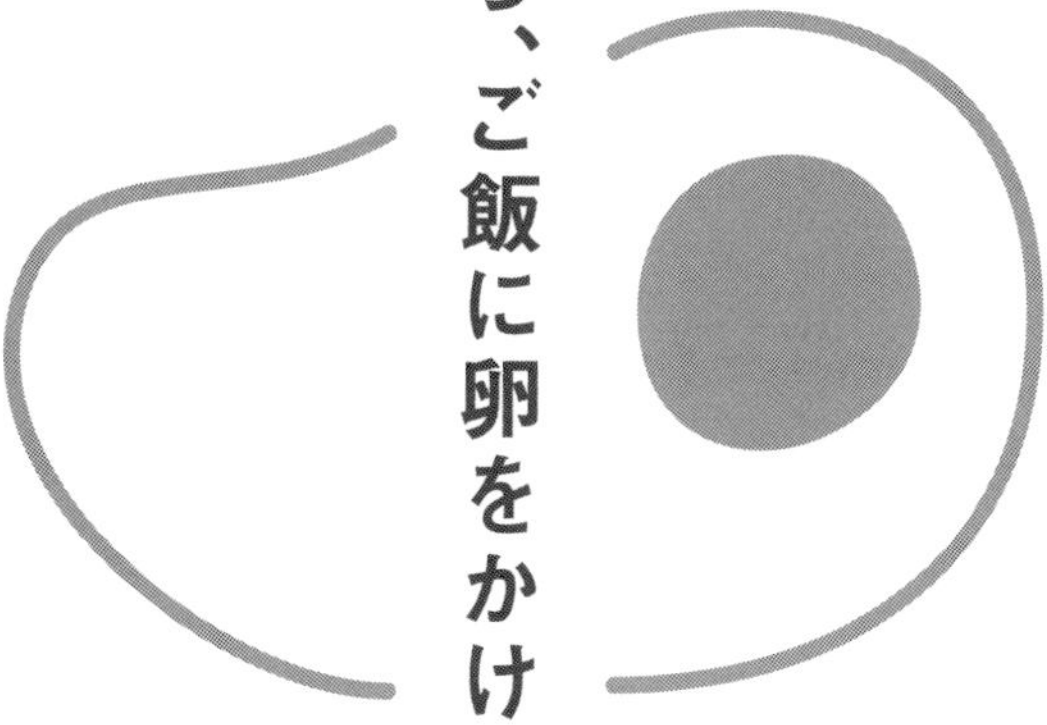

耳鼻咽喉科 専門医
西山耕一郎

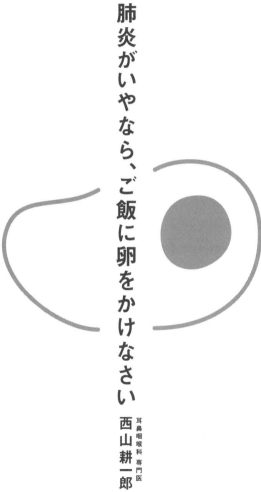

はじめに

私の診療所がある横浜市には、人気ミュージシャンのライブなどでいつもにぎわっている横浜アリーナというイベント会場があります。

そしてその真横に、一軒の老舗フレンチレストランが店を構えています。

横浜エリアならではのヨーロッパ風の品格がただよう建物で、お味ももちろん一流。インターネットのグルメサイトでも、高い評価を得ています。

じつはこのお店は、一般的なフランス料理だけでなく、あるメニューを食べられることでも知られており、メディアでたびたび取材されています。

それは一体なにか。

なんとここでは、高齢者の「**嚥下力《えんげりょく》に対応したフランス料理のフルコース**」を提供しているのです。

本書を手にとった人ならご存じだと思いますが、嚥下力とは「食べ物などを飲み込む能力」のことです。

つまり、このレストランでは、食べ物を飲み込む力が落ちてしまい、うまく食事ができなくなった人でもフルコース料理を楽しめるわけです。私もご馳走になりましたが、とても美味しくて、通常のメニューと比べても遜色ないほどレベルの高いものでした。

いま、全国にこのような「嚥下力対応メニュー」を提供する飲食店が増えています。たとえば、大手の牛丼チェーン店では、高齢者でも食べられるようにやわらかく調理したメニューを販売しはじめました。

私のもとにも「嚥下食を開発したい」という相談や依頼が増えており、じつは現在、横浜中華街にある有名中華店グループと組んで、メニュー開発をしています。

社会が高齢化するなかで、それだけ飲み込む力が落ちた方が増えているということなのでしょう。

「自分には関係ない話だ、そんなのまだずっと先のことだ」と思った方はいませんか？

でも、本当にそうでしょうか？　そう過信している人ほどハイリスクを抱えているかもしれません。じつは「いまはだいたいどんな食べ物も普通に食べられている」と思っている方々こそ、いまのうちから、このような食べ物に気をつけておくべきなのです。

みなさん、ちょっと胸に手を当てて思い返してみてください。
食事中に何度もムセていませんか？
知らず知らずのうちに、食事量が少なくなっていませんか？

何度もゴックンして飲み込んでいませんか？

きっと、思い当たるフシがある方も多いのではないでしょうか。実際、飲み込む力を支える「のどの筋肉」は、40～50代から衰え始めています。そして、食事中ムセているということは、そのたびに少量ずつ誤嚥していている可能性があるのです。

前著『肺炎がいやなら、のどを鍛えなさい』で食べ物を誤って飲み込む「誤嚥《ごえん》」の仕組みや、その結果発生する「誤嚥性肺炎《ごえんせいはいえん》」がいかに恐ろしいか、また、誤嚥性肺炎をどのように防ぐかを一般書として初めて世に広めたところ、非常に大きな反響をいただきました。

「食べるときにいつもムセていましたが、ムセなくなりました」
「家族が肺炎になり困っていたので、この本に出会えてよかったです」
「私の命を救ってくれる一冊になりました」

驚いたのは、医師や看護師、言語聴覚士といった医療現場の方々からもお手紙をたくさんいただいたことです。また医師の国家試験においても前例のない「嚥下障害の問題」が出題されたり、専門書しか引用されない日本医師会の雑誌に一般書である拙著が紹介されたりと、驚くことが続きました。お読みいただいたみなさん、医学界の先達はじめ、すべての関係者のみなさまに深く感謝しています。本当にありがとうございました。

10人中3人が脅かされている「危険な誤嚥」とは

話を戻しましょう。

今は何でも食べられると思っている人も、どうか気をつけてください。「これからどんな食事をどう食べていくか」は、じつは私たちにとって緊急の問題なのです。

なぜでしょうか。

その理由は、**「不顕性誤嚥《ふけんせいごえん》」**を防がなければいけないからです。

不顕性誤嚥とはなにかと言うと、誤嚥性肺炎につながりやすい**「ムセを自覚しない誤嚥」**のことです。

「顕《けん》」という漢字は「顕《あらわ》れる≒現れる」という意味なので、「不顕性」とは「現れない」ということになります。

このタイプの誤嚥をするようになると、本来であればムセや咳が出るはずなのに、それらの症状が現れなくなります。誤嚥をしてもその自覚がないために誤嚥物が滞留し、誤嚥性肺炎をこじらせやすくなるのです。

なかには、まったく誤嚥の自覚がないまま、いつの間にか誤嚥性肺炎を起こして亡くなってしまうケースも多く、不顕性誤嚥はたいへん「死亡リスクの高いタイプの誤嚥」と言っていいでしょう。

なお、私をはじめとした耳鼻咽喉科においては、日常の食事も含めた「ムセを自覚しない誤嚥全般」を不顕性誤嚥と呼びますが、呼吸器内科では就寝中に自分の唾液を誤嚥することを不顕性誤嚥と呼ぶこともあります。

ちなみに私は以前、75歳以上の健康な高齢者に協力してもらってどれくらい誤嚥をしているかを調べたことがあります。

結果、32パーセントに当たる（81名中26人）に、明らかな誤嚥が見られました。

そして驚くべきことに、「ムセの自覚のない誤嚥」つまり**「不顕性誤嚥」のほうが大部分を占めていたのです。**

言い換えると、75歳以上の方は、**たとえ健康であっても10人中2人または3人は「不顕性誤嚥」をしている、しかも、恐ろしいことに本人はそれを自覚していない、**ということになります。

これらによる肺炎は、いわば〝不顕性肺炎〟とでも言えばいいでしょうか。

詳細は本編に譲りますが、若いうちからちょこちょこと誤嚥を繰り返している人は、この〝不顕性肺炎〟になりやすいとされています。つまり、将来危険な誤嚥に見舞われるのを防ぐには、はやいうちからの対策が必要というわけです。

料理が苦手でもOK！　簡単な「ひと工夫」で誤嚥を撃退

本書は、食べ物を飲み込む機能をいつまでも衰えさせないために、「**どんな食べ物を、どう食べるべきか**」がテーマです。

前著では「のどの筋肉を鍛えること」がメインテーマだったので、食事面での工夫についてはわずかしか触れられませんでした。ですが、そこでいただいた感想や感謝、内容への質問などのお便りには「食事をするときの注意点をくわしく教えてほしい」というリクエストも多くいただきました。

こうしたたくさんのご要望も受けてかたちにしたのが、「食事」をメインテーマとした本書になります。

「料理をするのがじつは苦手だ」

「あまり難しいことはやりたくない」

そんな心配もあるかと思いますが、ご安心ください。これから紹介していく食事のノウハウは、**料理が苦手な人（特に男性）でも、簡単に実践できること**ばかりです。


ごはんに卵をかける。

野菜はポテトサラダで食べる。

口の広い食器を使う。


このように、じつは普段の食事にほんのひと手間を加えるだけでいいのです。これなら誰にでもできますし、すぐに日常の食生活に取り入れられるはずです。

しかし、わずかひと手間とはいえ、これらのノウハウを日々の生活で実際に「やる」のと「やらない」のとでは、将来、ものすごく大きな差を生むことになるでしょう。

のどの筋肉を鍛える「のどトレ」と、普段の食事にひと工夫する「食トレ」は、飲み込む力を維持して誤嚥性肺炎を防いでいくための両輪です。すでに前著をお読みの方も、ぜひ本書の内容を実践して、予防のレベルアップを行ってみてください。

人の人生の幸せは「食べること」なしには成り立ちません。

食べられてこそ、飲み込めてこその人生です。いまできることをしっかりやって、いつまでもおいしいものを食べ続けていきましょう。

なお、前著において「自分ものどの診断をしてほしい」という読者のリクエストが多かったことから、今回は「**嚥下専門医のいる全国の病院・クリニック一覧**」も最後に掲載しています。あわせてご参照ください。

飲み込みのメカニズムはこうなっている！

呼吸をしている「安静時」と、食べ物を咀嚼して飲み込む「嚥下時」とで、のどの内部ではなにが起こっているのでしょうか。前著をお読みの方も、本編に進む前におさらいしておきましょう。

安静時

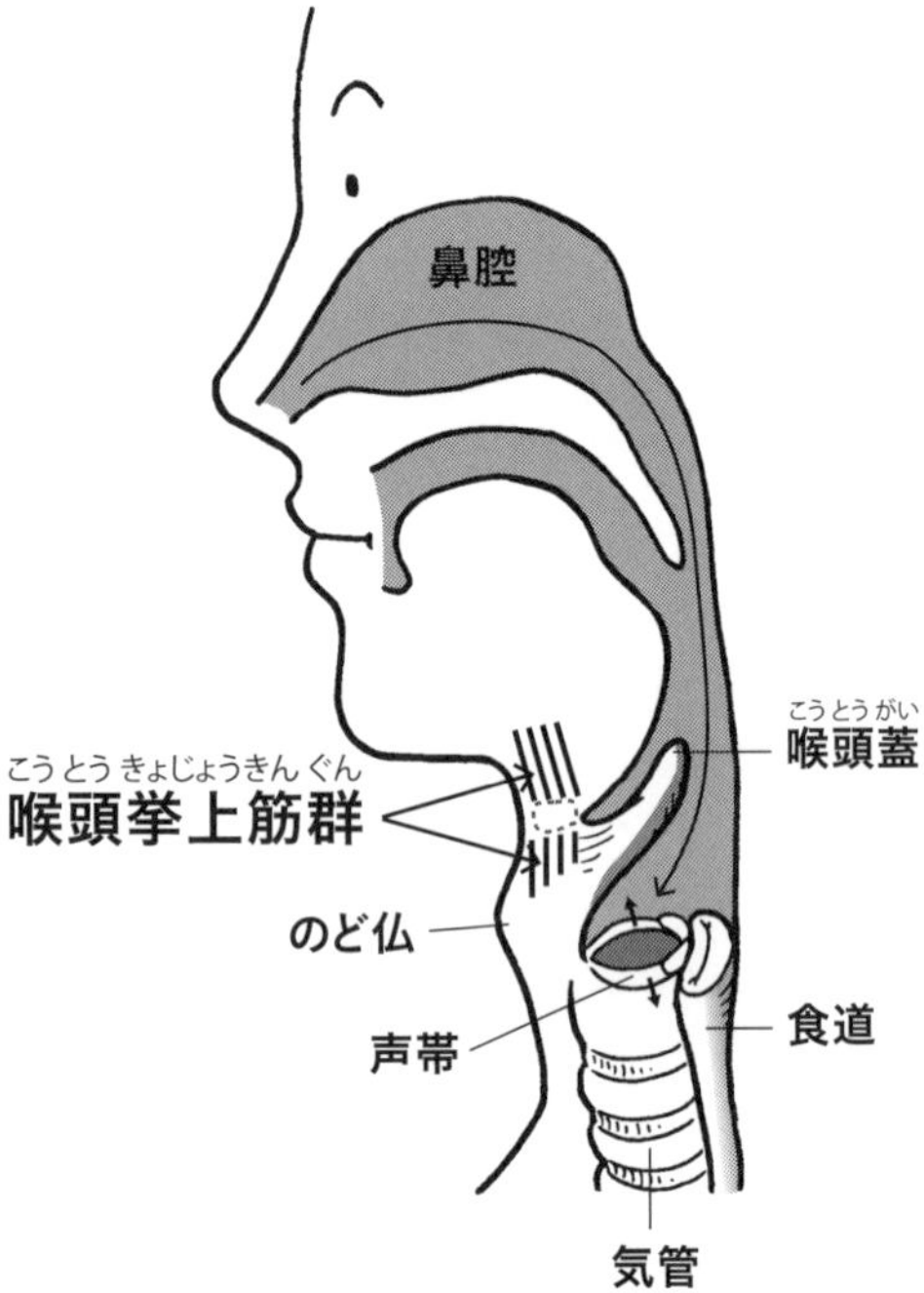

呼吸をしている時（安静時）には、食道の入り口は閉じられており、鼻腔から気管へと空気の通り道ができている

嚥下時

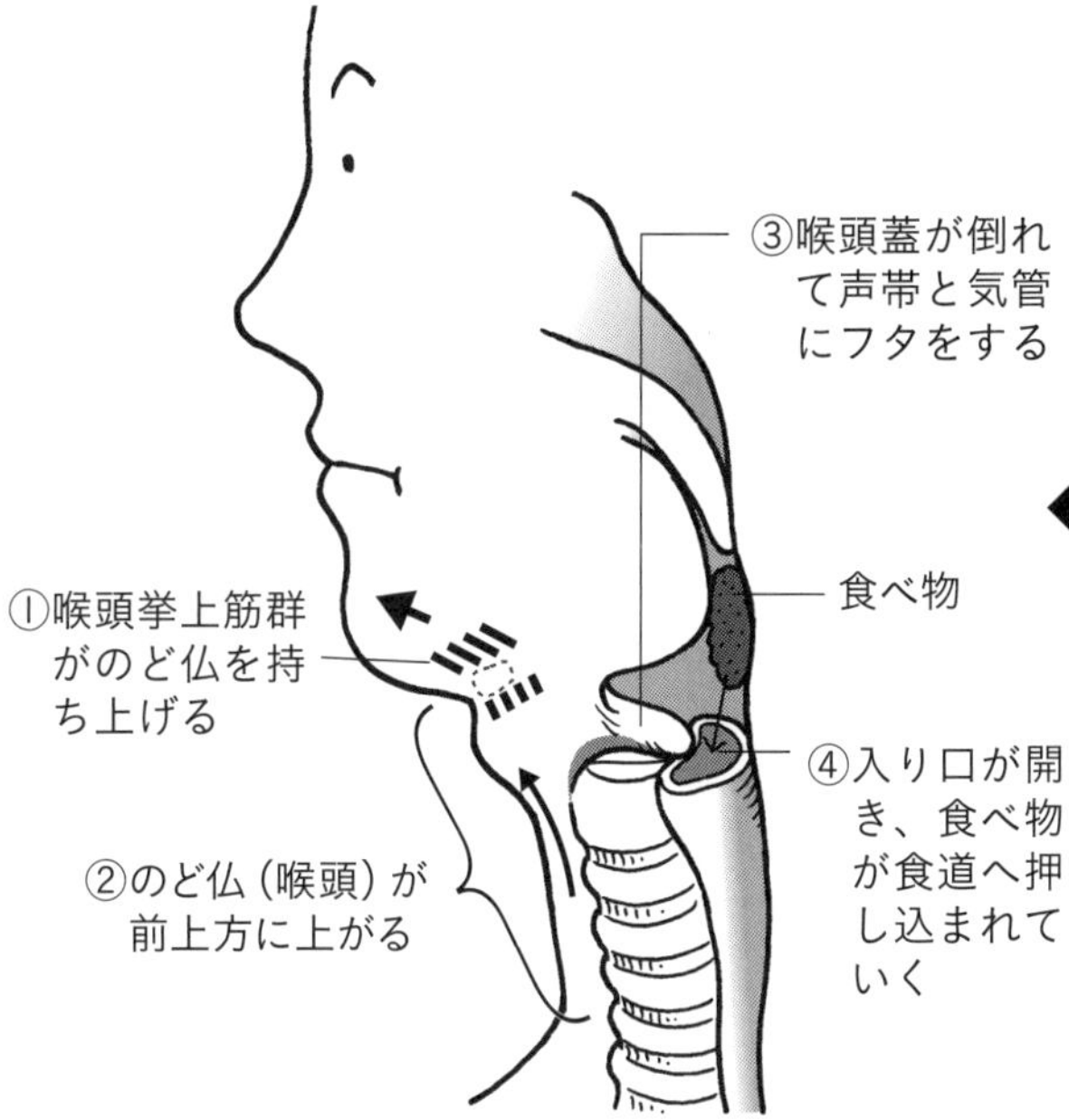

飲み込む（嚥下）ときには、わずか0・8秒の間に、①〜④の順で絶妙な連携プレーが行われている。食べ物がのどの奥へと送られると、一瞬だけ食道の入り口が開く

第1章 あなたの寿命を縮める「無自覚の誤嚥」とは

第2章

日常に潜む「7つの誤嚥リスク」

第3章 誤嚥がいやなら、ご飯に卵をかけなさい

第4章

長生きできる食事は「ここ」で差がつく！

第5章

「おいしく食べる生涯」は自分でつくる

食べることは、生きること。
「口から食べる」が脳と体を輝かせる

第1章

あなたの寿命を縮める「無自覚の誤嚥」とは

「野菜炒め」がなぜ悪い!?
何気ない食習慣にひそむリスク

みなさんは、「フルーツ」を食べる習慣がありますか?
「野菜炒め」はどうでしょうか?
「牛丼」や「すき焼き」はお好きですか?

私もそれらは好物でよく食べています。ただし、ある、、、、リスクに気を付けながら、食べています。

何事もそうかもしれませんが、リスクというものは、何の変哲もない日常の生活の中に隠れていることが多いものです。

飲み込みに関するリスクも同じ。誤嚥につながりやすいリスクは、ほとんどが、普段何気なく行っている「いつもの食べ物」や「いつもの食べ方」の中に隠れています。

たとえばみなさんは、次のような食習慣に心当たりはありませんか？　ちょっとチェックをしてみてください。

□ プチトマト、ブドウ、ミカン、ナシ、スイカなどをよく食べる。
□ 野菜炒めは健康のためにも積極的に食べている。
□ 朝食ではいちばんに味噌汁に口をつけ、具と汁を飲む。
□ 鶏そぼろ弁当をよく食べる。
□ 自宅ではよくワインを飲む。
□ イカやタコが好きで、よく食べる。
□ 冬になると大好物の「すき焼き」を食べる。
□ 「つゆだくの牛丼」やお茶漬けをかき込み食いすることがある。
□ うどんやそば、ラーメンなどの麺類に目がない。
□ ビールをジョッキで飲むときは、あごを上げてゴクゴクッと流し込む。

- □ お酒のアテはまずは枝豆。口元でさやから豆をぷちっと出して食べる。
- □ お餅や雑煮、団子、大福などが好きだ。
- □ おかゆがあまり好きではない。
- □ ソファやベッドで横になっている時、そのままの姿勢でペットボトルの水を飲むことがある。
- □ 忙しいときは、おにぎりやパンを大急ぎで噛まずに胃に詰め込むことが多い。
- □ 「早食い」「大食い」を自覚している。

いかがでしょう。

途中でお気づきになったかと思いますが、これらはいずれも、ある程度歳をとって飲み込む力が落ちてきたら控えたほうがいい食習慣です。数あるリスキーな行動のうちのほんのごく一部を挙げただけですが、思い当たる項目が多い人もいらっしゃるのではないでしょうか。

おそらく、「どうして野菜炒めがNGなのか」「なぜブドウやプチトマトがいけないんだ」といったように、いろいろ疑問や反論をお持ちの方もいらっしゃることでしょう。

これらの食行動がどうしてリスキーなのか、その「リスクの正体」については、これからおいおいご説明していきます。

たとえるならば、飲み込む力の衰えは「運動会のリレーで転んでしまうお父さん」と似ています。頭の中では「まだ若いときのように走れる」と思っていても、実際には足腰がついていかずスッテンコロリン。頭でイメージしている自分の体の若さと、現実の体力の衰えとの間に大きなギャップができてしまっているわけですね。

「飲み込む力」もまったく同じです。頭の中では「まだ若いときと同じように食べられる」と思っていても、いつの間にか飲み込む力が低下していることが少なくありません。そして、普段の食事で少しずつ誤嚥を続けているとのどや肺が衰えて、そのうちに**気管支炎**《きかんしえん》や**誤嚥性**《ごえんせい》**肺炎**へと進んでいってしまうケースが非常に多いのです。

うっかり風邪と間違える？
50代から始まる「無自覚の誤嚥」とは

左上のグラフを見てください。これは「のど仏の位置」が首ののどのあたりにあるかを示すグラフです。のど仏は、喉頭挙上筋群《こうとうきょじょうきんぐん》（12ページ参照）という「のどの筋肉」によって、あごからぶら下がっています。のどの筋力が徐々に衰えていくと、のど仏の位置も下がるのです。また同時に、飲み込む力も落ちていきます。このグラフでも20代からはやくものど仏は下がり始め、50～60代あたりから一気に加速しているのがおわかりでしょう。

このように、飲み込む力の低下は、高齢になってから急激に進むのではなく、若いうちから畳の目を刻むように進んでいきます。このグラフと同じように、長い下り坂を何十年もかけて下っていくかのごとく衰えていくのです。

のど仏の位置の変化

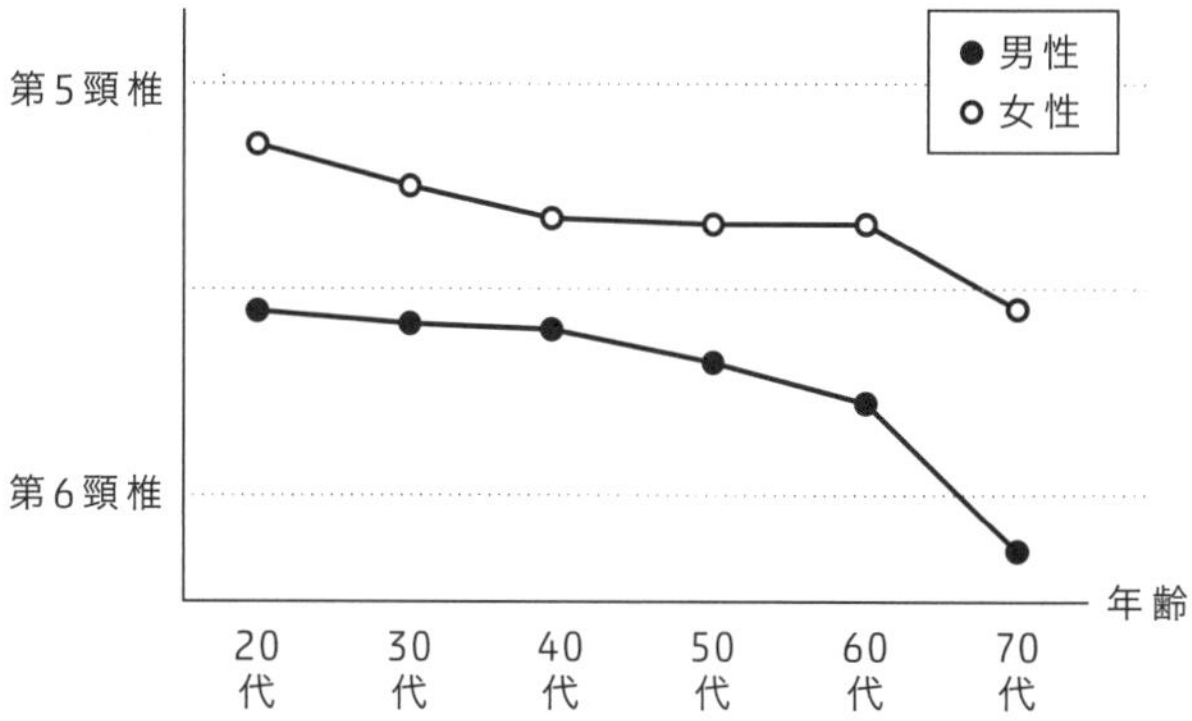

男性は40代以降、下垂に勢いがつき始める。さらに60代以降は、男女ともにガクンとのど仏が下がっていることがわかる（出典：設楽哲也「耳鼻咽喉科領域における年齢変化」1980年、古川浩三「日耳鼻」1984年）

頸椎とのど仏の位置関係

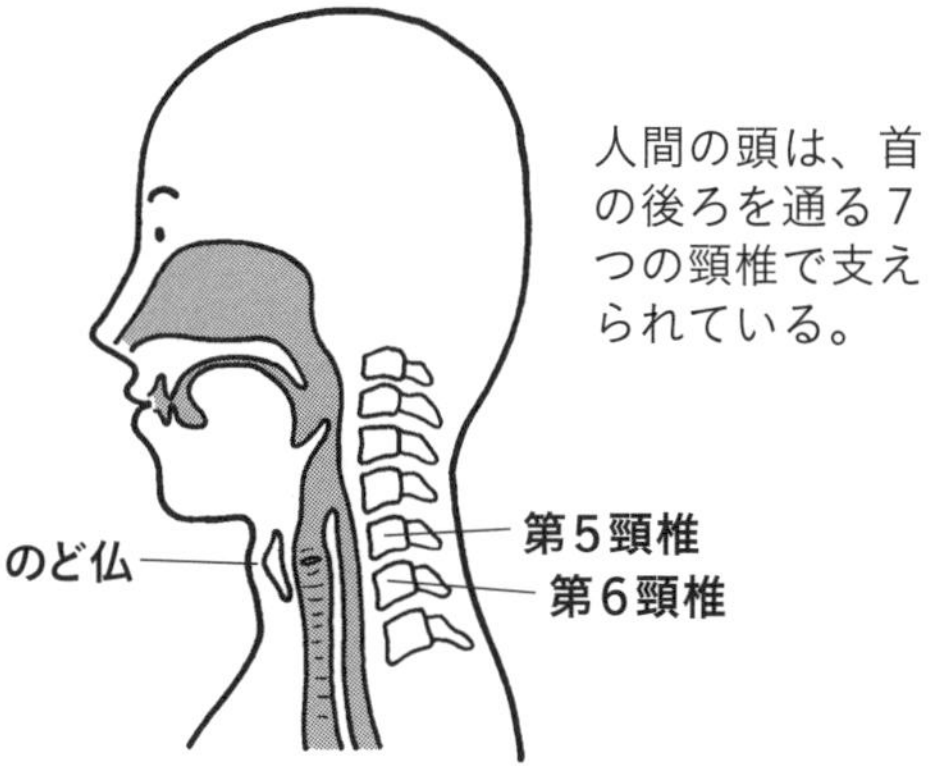

30代、40代の頃はほとんど自覚症状がありませんが、50代くらいになると「食事中ムセやすくなった」「クスリなどの錠剤が飲み込みにくくなってきた」といった不調が思い当たるようになってきます。

さらに、60代になり、家にいる時間が多くなると、体力や筋力が落ちて飲み込む力にも衰えが目立つようになってくる。そして、70代以降、病気や加齢などで体が衰弱してくると、誤嚥や誤嚥性肺炎のリスクがグッと高まってくるわけです（誤嚥のメカニズムや対処法について、本書ではあらためて説明いたしませんので、もう一度お知りになりたい方は前著『肺炎がいやなら、のどを鍛えなさい』をご参照ください）。

この一連の衰えの中で、予防対策上はじめのポイントになるのは、50代、60代です。なぜなら、それくらいの年齢から、**食事中知らず知らずのうちに誤嚥をすることが多くなってくるからです。**

「はじめに」でも述べたように、食事中しょっちゅうムセている人は少しずつ誤嚥をしている可能性大。ゴホゴホッとムセた拍子に食べ物や飲み物が気道へ入りかけたり、その中のほんの一部がそのまま気道や肺へ入っていってしまったり……。そういうふうに食事時に少量の誤嚥が見られることは、飲み込む力が下り坂にさしかかった50代、60代にはわりとよくあることなのです。

もっとも、この年代の人はまだ体力や免疫力を高くキープしていることが多く、体力があれば多少食べ物が肺へ入っても炎症を起こさずに済んでしまうことが多いのです。

また、まだ勢いよくムセる力もあるため、食べ物が気管へ流入しかけても、ムセによって元の方向へ戻っていく場合もあります。そのため、たとえ肺へ入ってしまったとしても少量で済み、すぐには大事に至らないケースが多いわけです。

こうした場合はほとんど、ほんの少量ですが誤嚥をしているはずです。おそらく、当人は〝この頃なんだか、食事中によくムセるなあ〟くらいには思っているかもしれません。あるいは風邪をひいたと間違って認識しているような人もいるかもしれません。ゴホゴホッという咳込みが「誤嚥に結びついている」という意識はあまりないのではないでしょうか。

つまり、ムセや咳はあるにしても、誤嚥の量も少なく肺炎などの大事に結びつくケースも少ないために、あまり気にかけられることもなく見過ごされがちになってしまっているわけですね。


しかし――。

こうした状況を放っていると、後々非常に困った事態が起こることになるのです。

その「非常に困った事態」こそが「**不顕性誤嚥**《ふけんせいごえん》」。そう、先に紹介した「**ムセのない誤嚥**」です。「隠れ誤嚥」とも言えるかもしれません。

どういうことかというと、50代、60代のうちから慢性的に〝知らず知らずの誤嚥〟を繰り返していると、のどの感覚や反応性が弱ってきて、だんだんムセようにもムセられなくなってきてしまうのです。不顕性誤嚥は、60代後半や70代以降に目立ってくるのですが、その厄介なトラブルの大元をたどれば、若いころに〝知らず知らずの誤嚥〟を放置してしまったことがその原因に当たると言ってもいいでしょう。

なお、夜間知らないうちに、口の中の唾液《だえき》がのどを通って気管内に入り込むことを不顕性誤嚥という場合もあります。

専門家でも見逃してしまう!? 不顕性誤嚥の衝撃的なデータ

ところで、ここで「ムセ」と「誤嚥」の関係について少し整理をしておくことにしましょう。

そもそも、ムセるという行為は「**気道防御反射**」と呼ばれる反射反応のひとつです。この気道防御反射は、本来はたいへん敏感なもの。ほんのちょっとのど奥に違和感や異常をキャッチしただけで瞬間的に食べ物を戻そうとする防御反応が現れます。

だから、若くて体力があるときは誤嚥をしたり誤嚥をしかけたりすれば、すぐにゴホゴホッと激しくムセるわけです。

ところが、誤嚥を繰り返していると、歳を重ねてきたあたりから、のどの奥の異物や異常をキャッチする力が落ち、気道の防御反射が鈍くなってきます。しかも、60代後半、70代を過ぎると、体力や筋力が落ちて勢いよくムセたり咳込んだりすることもできなくなってきます。そのため、だんだん誤嚥をしたり誤嚥をしかけたりしたときにムセるとは限らなくなり、不顕性誤嚥をするようになっていくのです。

そもそも、「ムセ」「咳」などの症状は、〝このままじゃ飲食物が肺のほうへ入っていってしまうよ〟という危険を知らせるサイン。言わば、赤信号や黄色信号を点灯させて〝ストップ！　そっちへ行っちゃマズイよ〟と知らせてくれているのです。

ところが、不顕性誤嚥になると、**赤信号も黄色信号も灯らなくなります**。ストップサインのない「のどの交差点」は、ルールなしの無法地帯のようなものであり、飲食物がどんどん間違った危険な道へと進んでいってしまいかねません。そのため、このタイプの誤嚥をするようになると、非常に多くの人が誤嚥性肺炎という大事故を起こし、自分の命を縮めてしまうことになるわけです。

もちろん、「ムセのある誤嚥」をする高齢者も大勢います。ただ私は、「ムセのない不顕性誤嚥」をする人の割合は近年とても増えていると感じています。

不顕性誤嚥は、「いままさに誤嚥をしている」という危険な状況にあるにもかかわらず、本人が病院に行くことすらないという恐ろしい病態です。本人はもちろん、家族や周囲の人間も誤嚥にまったく気づいていないため、これまでは実態を把握するのが非常に困難でした。

そこで本書の冒頭でふれたように、実際調べてみたところ、**75歳以上の高齢者では、10人中2～3人は「不顕性誤嚥」**の状態だったわけです。

アメリカにA・ロゲマンという言語聴覚士がいます。ロゲマン先生は、私たちのような嚥下障害医療者のなかでは、神様のように扱われている傑物です。彼女は論文のなかで、こう記しています。

——患者の50〜60パーセントは誤嚥してもムセない不顕性誤嚥である

ここにあるように、誤嚥している人の50〜60パーセントは自覚していない——これがいかに危険なことか、みなさんはおわかりでしょうか。

また、この論文には衝撃的な続きがあります。

——私たちの研究では、ベッドサイドで患者に診察を行った結果、約40パーセントの確率で誤嚥を見落としていた

どういうことかと言うと、不顕性誤嚥は専門知識を身につけている臨床現場の医療スタッフであっても、よほど注意深く診察しないと見つけるのが難しい、ということ

です。「4割の確率で見逃してしまっている」わけですから、実際の患者数は相当な数でしょう。

なお、リンデン&シーベンスという研究者によるチームも、同様のことを学会誌『Dysphagia（嚥下障害）』に発表しています。なかなかショッキングな研究内容ですが、現代においてはそれだけ不顕性誤嚥が厄介な問題になってきているというわけです。

不顕性誤嚥の最大のリスクは、知らず知らず「肺」が弱っていくこと

不顕性誤嚥の現れ方にはさまざまなパターンがあります。まったくムセがない状態になってしまうこともありますし、ムセているのかムセていないのかわからないくらいの「コホン」といった小さな反応が現れることもあります。

さらに、のどの奥になんとなく「ムセるような感じ」はあるのに、ちゃんとムセることができなくなっている場合もあります。

いずれにしても、この不顕性誤嚥になると、誤嚥性肺炎を発症するリスクが非常に高まります。誤嚥しているかどうかの判別がつきにくいのがリスクを高めているいちばんの原因ですが、ムセることができないくらい体力が落ちてしまっているということは、肺の機能もかなり弱ってしまっているということ。

このため、ほんのわずか誤嚥をしただけでも肺に炎症が発生して、誤嚥性気管支炎から誤嚥性肺炎が引き起こされてしまうようになるのです。

なお、こうした状態になると、常に誤嚥性肺炎の影に脅かされながら飲み食いしなくてはなりません。リスクが大きい場合は、誤嚥を避ける必要からゼリー状やペースト状の嚥下食を食べざるを得ない状況にもなってくるでしょう。

すなわち、誤嚥性肺炎を怖れるあまり、**徐々に食べたいものも食べられない状況**になっていき、最悪の場合、口から食べるのを見合わせて、胃《い》ろうなどの手段をとらざるを得なくなっていくわけです。

さらに、体力が落ちてくると、夜間、寝ているときに自分の唾液を誤嚥してしまったり、逆流性の食物誤嚥を起こしたりして、肺炎になるケースも増えてきます。そうなれば、食べるときだけでなく寝ているときにも、誤嚥性肺炎で命を落とす危険に脅かされながら生活をしなくてはなりません。

誰しも、こういったケースは絶対に避けたいことでしょう。だから、体力のあるうちから食べ物や食べ方に気をつけて、少しでもリスクを小さくしていきましょう。

第2章

日常に潜む「7つの誤嚥リスク」

「いつもの食べ方」がじつは要注意！誤嚥リスクの高い「7大キーワード」とは

みなさんは、「**2025年問題**」をご存じですか？

日本の人口ピラミッドのなかで、もっとも数が多いのは団塊《だんかい》の世代です。2025年になると、その団塊の世代がこぞって、75歳以上の「後期高齢者」になります。

これにより日本は、世界中のどの国も経験したことがない未曾有《みぞう》の高齢化社会に突入します。この現象が2025年問題と呼ばれています。

そうすると、これまで病院や老人ホームで行われていたようなことが、大なり小なり、一般家庭のなかで行われるようになってきます。

おそらく、高齢者の食事についても、それぞれの家庭内で解決していかなければならなくなるでしょう。病院や老人ホームで行われていた食事の工夫が、あと数年で「家庭食」として、私たちの食卓で必要になるかもしれないわけです。

そんな状況であっても、誰だって味気ない食事ではなく、美味しい食事を食べたいものですよね。さらには、それが誤嚥をしない、または誤嚥をしにくい食事であれば理想的でしょう。

さて、では、いったいどういう食べ物を、どういうふうに食べていけばいいのでしょうか。誤嚥をしないように気をつけるキーワードをピックアップしていくと、だいたい次の7つにまとめられます。

キーワード① **離水**《りすい》
キーワード② **二相性**《にそうせい》

キーワード③　**硬い繊維・長いスジ**
キーワード④　**吸気食い《きゅうきぐ》**
キーワード⑤　**あごの向き**
キーワード⑥　**イレギュラー**
キーワード⑦　**？？？**

これらは、飲み込む力の低下が気になり始めたら、できるだけ注意を払いたい項目です。最後の７つ目「？？？」は、意外なものだと思うので、クイズ感覚で予想してみてください。

きっと、〝へえ、こんなことも誤嚥につながりやすいんだ〟〝いつもこうやって食べてるけど注意しなくちゃ〟といった「発見」も多いのではないかと思います。ぜひみなさん、これらのキーワードを普段から頭の隅にとどめておいて、日々の「食トレ」に活かしていくようにしてください。

「食トレ」について、患者さんの例をひとつご紹介します。

田村さん（仮名）という男性は、2012年、66歳のときに脳卒中になりました。飲み込みが悪くなり、「胃ろう」をつくりましたが、口から食べることをあきらめきれません。ゼリーをやっと食べられるくらいの状態だったにもかかわらず、自己判断でご飯やお寿司を食べていたのです。当然ながら、食べ物の誤嚥を重ねた結果、誤嚥性肺炎を何度も繰り返していました。

そんな危ない状況でしたが、私の仲間でもある言語聴覚士の粉川《こかわ》先生と出会ってから、さまざまな嚥下訓練（のどの筋トレなど）を行い、2か月ほどで徐々に飲み込む力が改善してきたのです。

さらに、管理栄養士の麻植《おえ》先生に毎月栄養指導のために自宅を訪問してもらい、誤嚥のリスクが少なく食べられる物を探してもらいました。本書で紹介する「食トレ」のようなことを行ったわけですね。すると、少量ずつですが口から食べる量が増えてきました。

そしてなんと現在では、舌や歯グキで潰せるレベルの食べ物なら、口から食べることができる状態まで良くなっています。お誕生日には、「はじめに」でも紹介した横浜のフレンチレストランで、牛ホホ肉のビーフシチューをムセることなく食べることができたそうです。

本書を読んでいる方には、田村さんのように飲み込む力が大きく衰えている人は少ないと思います。おそらく、「いまはまだ何でも食べられるけど、内心では少し不安が芽生えてきた……」という段階でしょう。

であれば、飲み込む力の下り坂もまだまだほんの序盤です。

だからこそ、いまこの時期から〝誤嚥しない食べ方〟を身につけて、「不顕性誤嚥」や「誤嚥性肺炎」の予防をしていきましょう。

それによって、これから70代はもちろん、80代になっても90代になっても健やかな飲み込む力をキープしていけるのです。

前置きはこれくらいにして、さっそく誤嚥を引き起こす「7つのキーワード」を順番にみていきましょう。

誤嚥キーワード

1

離《り》水《すい》

えっ!?「プチトマト丸ごと」は避けるべき食べ方だった!?

みなさんはプチトマトをよく召し上がりますよね。サラダやお弁当、日替わりランチなどに添えられていて、毎日のようにポイッと口に運んでいる人も多いのではないでしょうか。

しかし、このように身近なプチトマトは、嚥下の面から見るとけっこうリスキーな食べ物のひとつなのです。

なぜなら、丸のまま口に入れると、**プチッと噛んだ拍子に中身の果汁や果肉がピュッと飛び出してくるから**。その勢いよく飛び出してきた中身が気道や肺の方向に入ってしまい、誤嚥につながりやすいのです。

胃へとつながる食道の入り口は、普段口を閉じていて、なおかつ食べ物が流れ込んできたときに、一瞬だけ開きます。ですから、すこし口を開けて食べ物を噛んでいたり、まだ口のなかで咀嚼したりしているとき、食道の入り口は閉じ、気道のほうは開いているわけです。

そんなときに果汁がピュッと流れてきたら、どうなるでしょうか。お察しのとおり、食道ではなく気管へと入っていったら誤嚥につながってしまいますよね。

このように噛んだ拍子に中身の水分や内容物がピュッと飛び出てくる現象を「**離**《り》**水**《すい》」と呼びます。「離水」は誤嚥を引き起こす要注意のキーワード。「離水しやすい食べ物」は、プチトマト以外にもわたしたちの身近にけっこう多いものです。

なかでも気をつけたいのが**水分の多い果物**。とくにブドウやミカンも誤嚥につながりやすいことが知られています。ブドウやミカンを食べると、噛んだ拍子に皮がプチッとはじけて果汁や果肉が口内にほとばしりますよね。それが気道に入ってムセたり誤嚥したりしやすいわけです。記憶をたぐると、思い当たる節がありませんか？

たとえばスイカ、ナシ、イチゴ、メロンなどのみずみずしい果物もサクッと食べた拍子に口の中に水分があふれることになるので注意が必要です。

それと、果物以外では、**高野豆腐**や**がんもどき**、**小籠包**や**餃子**なども「離水しやすい食べ物」に相当します。高野豆腐やがんもどきは噛んだときにたっぷりしみ込んだ汁が一斉にあふれ出てきます。おでんに入った具材なども近い状態ですね。小籠包や餃子も噛んだ拍子にアツアツの肉汁が驚くくらいに飛び出してきます。

要するに、口の中で「中身がワッと飛び出してくる食べ物」には要注意です。どれもわりと日常的に食卓に上る食べ物ですが、飲み込む力の衰えた方には、窒息事故につながりやすい「お餅」や「こんにゃくゼリー」並みに注意すべき食べ物だと思ったほうがいいでしょう。

また、飲み込む力がかなり落ちている場合、プチトマトを丸のまま食べると、のどの入り口にスポッとハマって窒息を引き起こすリスクもあります。

では、どう食べればいいのでしょうか。

じつは、この離水という現象を頭で理解するだけでも、大きな効果があります。

「あ、この食べ物は気を付けないと」と注意をするだけでも、知らず知らずに誤嚥するのを軽減することができるでしょう。

また、プチトマトなどの場合は2分の1、または4分の1にカットして食べるのであれば、中身も飛び出してきませんし、のどにハマるケースも減らせるので少し安心です。

小籠包や餃子なども、丸ごとひと口で食べるのは避けて、ふた口以上で注意しながら食べるとよいでしょう。

誤嚥キーワード

2

二《に》相《そう》性《せい》

「味噌汁」の正しい飲み方、あなたは知っていますか？

野菜炒めと言えば、材料をサッと炒めさえすれば簡単につくれるし、ビタミンや食物繊維などの栄養も効率よく摂取できる人気メニュー。食卓への登板回数が多いご家庭もあることでしょう。

しかし、これもわりと誤嚥リスクの高いメニューなのです。

その理由は具材のかたちや硬さにあります。野菜炒めには、キャベツ、ニンジン、ブロッコリー、もやし、きくらげなどいろいろな形状をした野菜が入っていて、それらの具材は大きさも硬さもまちまちです。そして、それらのいろいろな野菜を一度に口へ放り込むことになりますよね。

このように**さまざまな形状や硬さのものが一度に入ってくると、咀嚼や飲み込みのスピードに差が出てしまい、誤嚥につながることが多い**のです。いろんな形状、いろんな硬さのものが入ってくると、それらの具材が口の中でばらけやすくなりますし、咀嚼がたいへんです。

たとえば、もしパチンコの台に、丸や三角、四角、長い棒などいろんな形をしたものを一斉に転がしたら、バラバラのスピードで落ちていきますよね。けれど、のどの奥で食道に通じる入り口は、パカッと一瞬しか開きません。そうすると、食べ物がのどで渋滞してしまいます。必然的に、食道に入れなかった食べ物は、別の入り口である気管に入ってしまう、つまり誤嚥する可能性が増すわけです。

要するに「硬くて大きなブロッコリーやニンジンを噛むのに手を焼き、十分に咀嚼しきれないまま飲み込もうとして、ばらけたもやしやきくらげの端っこが気道へ入っていってしまった」といったことが起こりかねないわけです。

かつて、高齢でお亡くなりになった方の肺を調べていたら、「野菜のカケラ」が大量に見つかったということがありました。はっきりした因果関係はわかりませんが、この方は生前、野菜炒めやサラダを食べ、不顕性誤嚥が常態化していた可能性が高いです。

ですから、野菜炒めを食べるときは、なるべく**〝食材ごと〟**または**〝大きさごと〟に箸《はし》でつかんで食べてみてください**。特に、キャベツやブロッコリーなどの大きなかたまりの食べ物は、**慌てずひとつずつ咀嚼する**ことです。

同様に、肉もやし炒め、海鮮青菜炒め、ゴーヤチャンプル、生野菜サラダ、海鮮サラダといった「形態の違ったものが一緒に口に入ってくる料理」に対しても、同様の食べ方を実践していきましょう。

そして、「形態の違ったものが一緒に口に入ってくる」と言えば、**液体と固形物が同時に口に入ってくるメニュー**も、嚥下の面から見るとかなり厄介です。例を挙げれば、味噌汁、お吸い物、お茶漬け、野菜スープ、ミネストローネ、鍋料理、おしるこ、ぜんざいなどが相当します。〝スープ系の食べ物〟と言ってもいいかもしれません。

これらの料理はどれも液体と固形物で構成されていますよね。これを専門的には**「二相性《にそうせい》」**と呼びます。「液体相」と「固体相」というまったく質の違った「相」で構成されているから「二相性」です。

では、二相性の食べ物はどうして誤嚥リスクが高いのか。

たとえば、「豆腐とワカメの味噌汁」を飲むときを思い出してみてください。味噌汁を飲むときは、お椀《わん》を口まで持っていって、汁をすすりながらお箸で具材をかき込むように口に入れることが多いですよね。

そうすると、「汁」「豆腐」「ワカメ」という3つの違った質感の食べ物が同時に口に入ってくることになります。「汁」は液体ですから、のど奥へサッとスピーディーに入っていきそうになるでしょう。一方、「豆腐」や「ワカメ」は固体ですから、ちゃんと口の中に留め置いて噛んだうえで飲み込まなくてはなりません。

つまり、口の中で「**液体の対応**」と「**固形物の対応**」の両方を同時に進めなくてはならず、この複雑さが飲み込み時の混乱を招くことになるのです。この混乱によって嚥下のタイミングや反応が微妙にズレて、「汁」を飲み込もうとしたときに「ワカメ」が気道へ入ってしまったり、「豆腐」を噛んでいる隙に「汁」が気道へ入ってしまったりといったことが起こってしまうわけですね。

だから、けんちん汁、豚汁、きのこ汁などの具だくさんの味噌汁は、栄養摂取の面から見ればたいへんおすすめなのですが、嚥下の側面から見ると「要注意」ということになってしまうのです。

また、みなさんが大好きなラーメンも、典型的な二相性の食べ物です。飲み込む力が衰えてくると、ラーメンを口の中で操作するのはかなり難しいのです。

ワカメの味噌汁はなぜ危険か

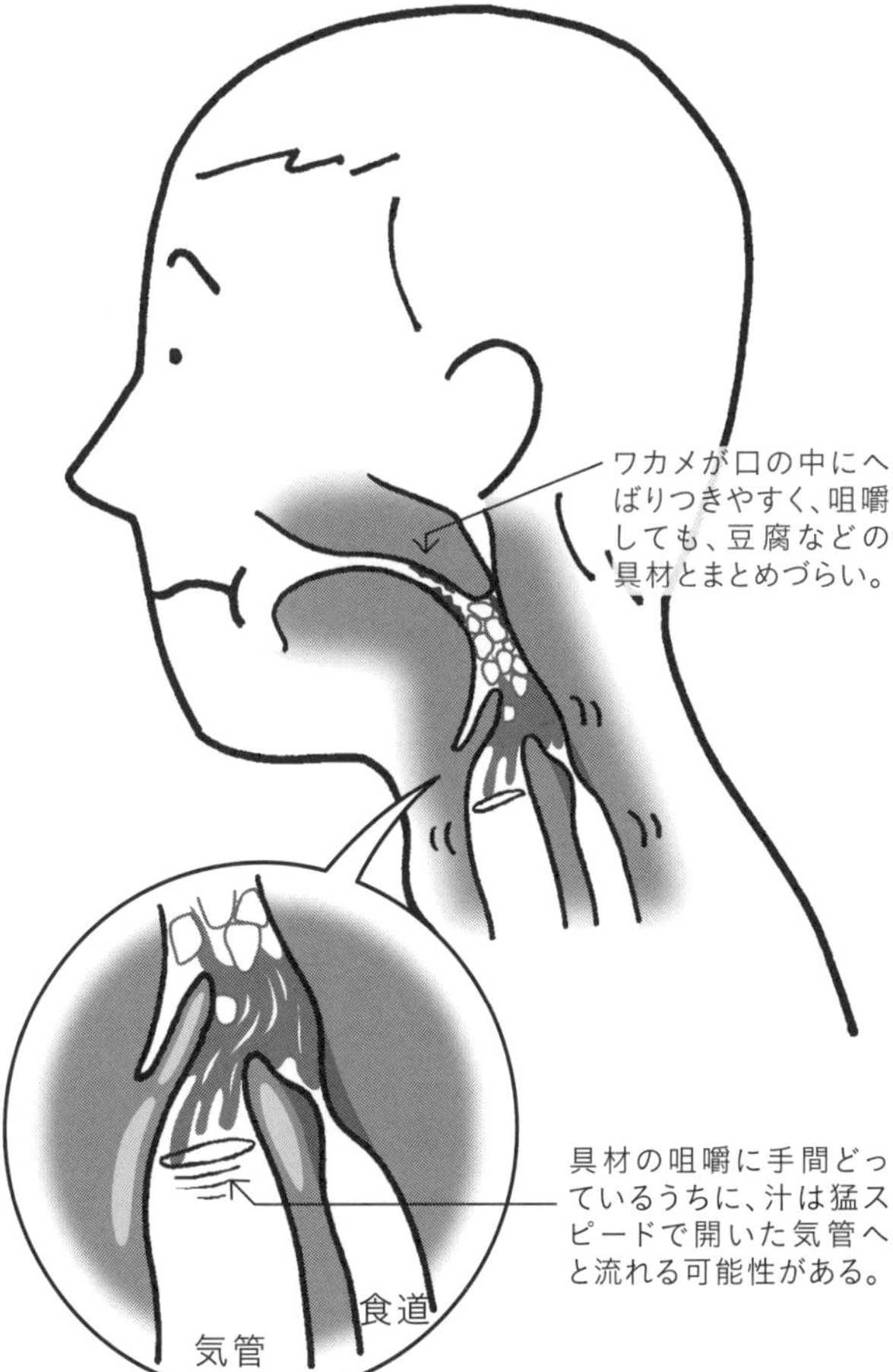
ワカメが口の中にへばりつきやすく、咀嚼しても、豆腐などの具材とまとめづらい。
具材の咀嚼に手間どっているうちに、汁は猛スピードで開いた気管へと流れる可能性がある。
食道
気管

ではどうすれば「二相性フード」をうまく食べられるか。

①スープを飲むときはスープだけを飲む
②具を食べるときは具だけをつかんで食べる

たったこれだけでいいのです。液体と固形物を別々に口に入れる、というわけですね。これなら簡単で、いますぐ実践できるでしょう。

それと、後で改めて述べますが、直接お椀からかき込むようにしたり、すすり込むような食べ方をすると、どうしてもスープと具が一緒に入ってきてしまいます。ですから、食べる際はお椀やカップを食卓に置いたり手に持ったりしたまま、お箸やスプーンでひと口ずつ口に運ぶようにするといいでしょう。

こうした点に気をつけて食べるだけでも、かなりムセや誤嚥のリスクを減らせるはずです。

第2章

日常に潜む「7つの誤嚥リスク」

誤嚥キーワード

3

硬い繊維・長いスジ

細長くて噛み切りにくい食材はのどにパニックを巻き起こす

みなさんは、鍋料理を楽しんでいるときに、春菊がのどの奥にひっかかって「グエッ」となったことはありませんか？

じつは、春菊も誤嚥につながりやすい食材のひとつなのです。

鍋料理の春菊は、ゆでるとしんなりしますが、千切《ちぎ》れることはなく、わりと長い形状のままですよね。それを口の中に入れると、細長いし、貼りつくしでけっこう扱いづらいもの。さらには、意外に硬くて噛み応えがあり、ちゃんと噛んだつもりでも、長いままの繊維が残ってしまうことが少なくありません。

このような**「硬い食物繊維」を持っている食材は、のどでひっかかりやすい**のです。

「食べ物を飲み込む」という行為は、ほんの一瞬のうちに行われます（12ページ参照）。時間にして0・8秒。その間に、まとめられた食べ物がのどの奥へと送られ、のど全体が前上方へと上がり、食道の入り口が開き、食べ物が胃へ押し込まれます。

さらに、この一連の動きのなかで、「食道の入り口が開かれる時間」はわずか0・5秒です。食べものが口の中で小さくまとまっていれば、0・5秒でも食道へと送られるでしょう。しかし、春菊のように長いままだと、完全には通過しきれないこともあります。ですから、グエッとひっかかってしまうわけです。

それに、ひっかかったことで嚥下システムが混乱し、その混乱の隙に細かな食べ物や水分が気道へ入ってしまうといった事態も起こりやすくなります。ムセた拍子に、余計に咳き込んだ経験がある人もいるでしょう。

春菊のほかにも、鍋料理では水菜、ニラ、白菜、長ネギ、三つ葉、えのき、しらたきなどの「細長い形状の具材」がよく使われます。これらもよく咀嚼しないとのど奥でからまりやすいので、**「よく噛んでやわらかいかたまりにしてから飲み込む」**または**「短めに切っておく」ことを習慣に**しましょう。

また、お店で牛丼を頼むと、薄くて細長い肉が盛られてきますよね。あのような細長い形状をもつ肉には、**「噛み切れないスジ」**がある場合も多いのです。そうした**「長いスジ」**をもつ食材も、のど奥にひっかかりやすく誤嚥につながりやすいのです。**家庭で薄切りの細長い牛肉や豚肉を使う場合は、長いままではなく、いつもの半分に短くカットする**ことをおすすめします。

何を隠そう、こういった長くて噛み切りにくいものが大集合しているのが「すき焼き鍋」です。

薄切りの細長い牛肉……しらたきや糸こんにゃく……春菊……。私も大好きなので食べるな、とは申しませんが、十分に気を付けてお召し上がりください。

それと、**「硬くて噛み切りにくい食材」も要注意**です。

代表的なのは、イカ、タコ、貝類。これらはお刺身にも噛み切りにくいものが多いですが、いかそうめんやするめ、イカのくんせいなどは噛み切りにくいうえに細長い形状をしています。魚介類以外では、焼き肉のホルモン、焼き鳥の鶏皮や軟骨、ローストビーフなども噛み切るのに苦労する食品です。

こうした食べ物は、なかなか飲み込むのに適したサイズややわらかさまで咀嚼できないことが少なくありません。そのため、見切り発車で飲み込もうとして、のど奥にひっかかったり、のどを詰まらせたり、誤嚥をしたりといったことが多くなるわけです。

もし、いったん口に入れたものの「これは噛み切れない」と感じたなら、口から出すのもいいでしょう。**行儀悪いと思われようとも、のどを詰まらせたり誤嚥したりするよりはマシです。あなたの健康は、あなたにしか守れません。**

誤嚥キーワード

4

吸《きゅう》気《き》食《ぐ》い（かき込み食い すすり食い）

牛丼好きやお茶漬け好きは要注意。「上品な振る舞い」で誤嚥を防ごう

「牛丼屋さんに入ったら、大盛をつゆだくで頼んで、ついついガガガーッとかっ込んでしまう」

「お茶漬けを食べるときは、いつも丼《どんぶり》に口をつけてお箸でごはんをザザザーッと流し込んでいる」

「仕事が忙しく急いでいるときは、カップラーメンやカップ焼きそばをズズズーッとかき込むように食べている」

みなさんの中にも、このような食べ方をしている人がいるのではないでしょうか。

じつは、この「ガガガーッ」「ザザザーッ」「ズズズーッ」といった「かき込み食

い」もたいへん誤嚥につながりやすいのです。きっと、急いでかき込んでいる最中にムセた経験がある人も多いことでしょう。

では、いったいどうしてかき込み食いをすると誤嚥しやすいのか。

そのいちばんの理由は、食べている最中に「**吸気**《きゅうき》（吸い込む空気）」が混じりやすい点にあります。

かき込み食いをするときは、丼やお椀に下唇をつけ、口を開いた状態のまま箸やスプーンを動かして食べ物を送り込むことが多いですよね。このように、口を開いたまま食べ物を送り込んでいると、食べ物と一緒に空気も口内へ入ってくることになります。このように口を開けたままガガーッと食べ物（と空気）を送り込む「**吸気食い**《きゅうきぐ》」を続けていると、**食べている途中に苦しくなって、息継ぎをするようにヒュッと息を吸ってしまうことがあるのです**。つまり、この「吸気」になるときに、送り込んだ食べ物が気道へ入ってしまうことになるわけです。

しかも、食べ物を箸などでかき込んでいるときは、箸の先が見えず、どれくらいの

吸気の流れ

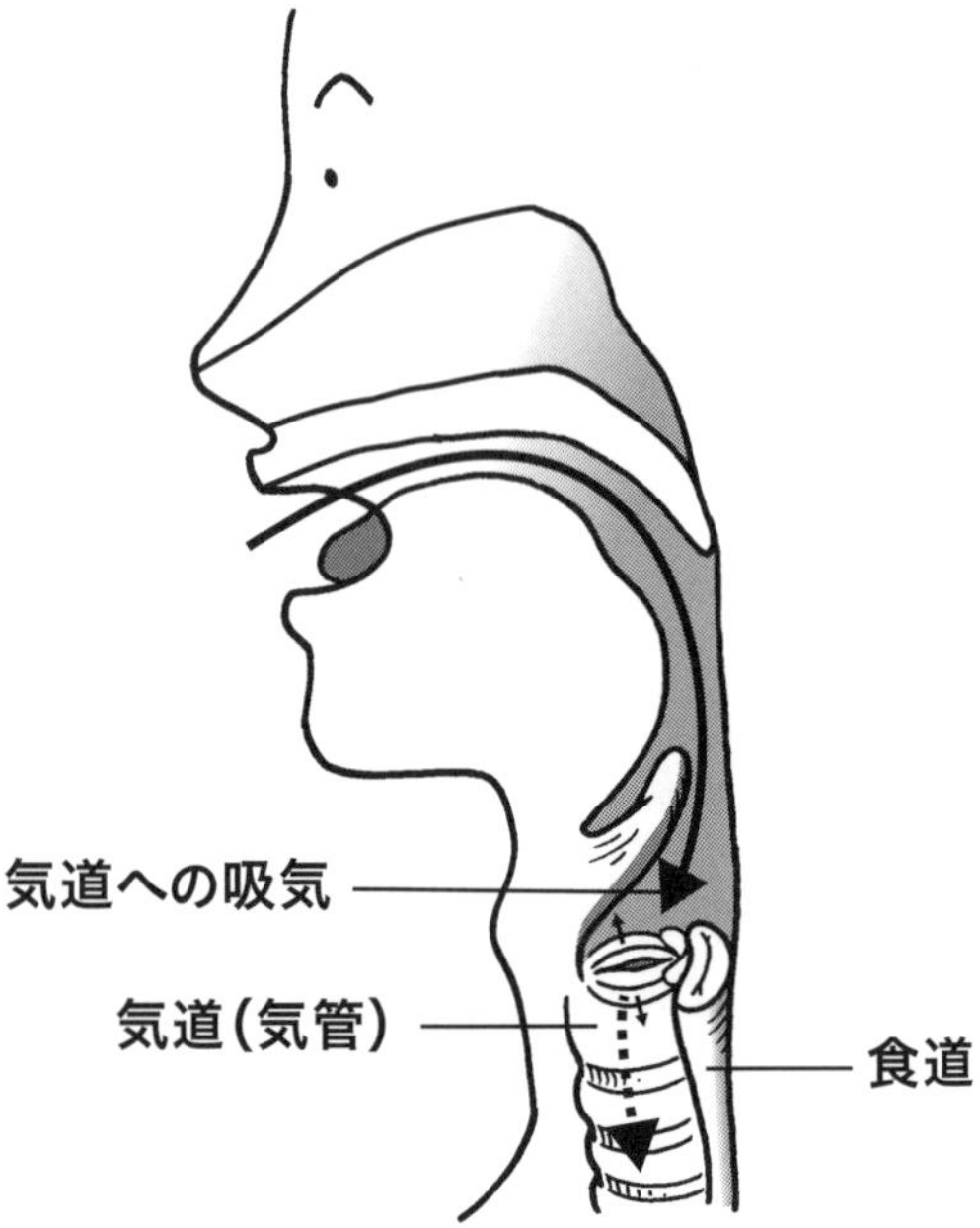

分量が口の中へ入っているのかもよく分かりません。このため、自分で思っている以上の分量をほおばることになり、咀嚼や飲み込みの処理機能が追いつかないことで誤嚥を引き起こします。

したがって、かき込み食いはたいへん誤嚥リスクの高い危険な食べ方なのです。若いうちなら問題はありません。お茶漬けやつゆだくの牛丼を一気にかっ込むのもいいでしょう。しかし、中高年になって飲み込む力が下り坂にさしかかっているのに、「私はまだ若いんだ」という気持ちで「吸気食い」するのは自重するべきでしょう。かっ込んで食べる習慣を卒業すれば、**誤嚥リスクが小さくなるだけでなく、上品な所作を身に付けた大人のように見えますよ。**

もっとも、日本の食文化の中では、かき込み食いと似たスタイルで食べ物を口へ送り込むパターンがけっこう多いものなのです。

たとえば、先ほども触れたように、味噌汁やお吸い物を飲むときは、椀に口をつけて汁をすすりながら、同時に具を箸で送り込むことが少なくありません。それに、牛丼に限らず、親子丼、かつ丼、うな丼、海鮮丼などの丼ものは、かき込み食いを交えながら食べている人が多数を占めるはず。とくに、丼の底のほうに数口分だけ残ったごはんなどは、いちいち箸でつまんで口に運ぶのも面倒ですから、ササッと上を向いてかっ込んでしまう人が多いのではないでしょうか。

そう考えてみると、わたしたちはけっこう日常的に「危険な食べ方」をしているものなのです。

それともうひとつ、日本の食文化の中で広く一般的に行われているものの、嚥下の面ではあまりおすすめできない食べ方があります。

それが「**すする食べ方**」。そう、ラーメンやそば、うどんなどを食べるときのあの食べ方です。

ご存じの方も多いと思いますが、「すする」という食べ方の習慣は欧米にはありません。日本を訪れて、ラーメンなどを「ズズズーッ」と音を立ててすするのを見てびっくりする外国人観光客も多いと聞きます。また、最近は欧米人にも日本のラーメンが大人気ですが、なかなかすすって食べることができず、箸でからめとった麺を口へ運んで食べている人が多いようです。

そもそも、ラーメンなどをすするときは、一気に息を吸い込むのと同時に麺を口の中へ引っ張り上げることになりますよね。つまり、「息を吸う」という行為と「食べる」という行為がほとんど同時に行われているようなもの。麺をすすったときの口の中では、ごく短時間に次のような連携プレーが起こっています。

気道を開けて、勢いよく息を吸う
←
麺が口の中に入ると同時に、息を止めて気道を閉じる
←
麺を咀嚼して味わう（気道は閉じたまま）
←
麺をのどから食道へと飲み込む（気道は閉じたまま、一瞬だけ食道が開く）

←気道を開けて息をする

でも、みなさん考えてみてください。息を吸って麺をすすったときに、開いたままの気道へと大量の麺や熱いスープが入ってきたら……。閉めるのが間に合わず、麺やスープが気道へ入っていってしまうことになりかねません。

ただ、ラーメン好きやそば好きの方は非常に多いもの。ですから、麺類を食べる際は、できるだけ「すすらない食べ方」を心がけてみてはどうでしょう。やり方は56ページと同じように、**「スープはスープだけで飲む」「麺は、吸い込まずに箸で持ち上げて、麺だけを食べる」**です。

息を吸ってすすりさえしなければ、「吸気」のリスクがなくなり、リスクの少ない状態で麺類を食べることができます。

もし、それでもムセるくらいに飲み込む力が落ちた場合には、自宅で食べるときは麺を短めに切って、水に溶かした片栗粉を少々スープに入れることであんかけ状態にするのがおすすめです。

誤嚥キーワード

5

あごの向き

生ビールをジョッキでゴクゴク飲むより、日本酒をお猪口でちびちび飲むべし

生ビール好きは「最初の一杯のうまさ」にこだわる人が多いもの。ジョッキがテーブルに運ばれてきたら、片手で持って、白い泡を唇のまわりにつけながら、あごを上げて、ゴクゴクゴクッと一気に飲み干す——。そんな一杯が習慣になっている人も少なくないでしょう。

しかし、一見気持ちよさそうなこの飲み方には重大な欠陥があるのです。それは「**あごを上に向けている**」こと。じつは、飲み物を飲んだり食べ物を食べたりする際に、あごを上に向けていると、のど仏（喉頭）の動きが悪くなりますし、のど（咽頭）が広がることで飲み込みに適した体内の圧力がキープできなくなります。

さらには、**角度の関係で飲食物が気道に入りやすくなり、大変危険**なのです。

ですから、生ビールだけでなく、牛乳やジュース、缶コーヒー、ミネラルウォーターを飲んだりする際も、あごを上に向けるのは避けましょう。テレビCMではビールや清涼飲料水を上を向いて爽快に飲んでいるシーンが多く使われていますが、ああいう飲み方は嚥下の面ではすすめられないのです。

どうするといいのでしょうか。**自宅で簡単にできることは、なるべくグラスやコップに移して飲むことです。**

それと、ラーメンやそば、うどんなどのスープを「最後まで飲み干してしまおう」というときに、器を持ってあごを上げながら飲むのもいけません。もちろん、味噌汁、カップスープ、おしるこ、カップラーメンなどの場合も、最後の汁やスープをあごを上げて飲み干すのはNGということになります。

食べ物や飲み物を飲み込む際に、もっとも嚥下がスムーズに運びやすいのは、軽く頭を下げてうなずき、軽くおじぎをするくらいの姿勢です。こうするとのどが全体に狭《せば》まり、気道よりも食道に飲食物が流れやすくなって誤嚥を防ぐことができるのです。

また、飲み込む瞬間にだけ少し下を向いてゴックンする方法もおすすめです。これは、**「うなずき嚥下《えんげ》」**と呼ばれていて、誤嚥を防ぐための飲み込み方として知られています。この「うなずき嚥下」は、飲み込む力が落ちてきた人やお年寄りだけでなく、誰にとってもおすすめの方法。なるべく若いうちから「食べるとき、飲み込むときは軽くうなずく、おじぎをする」を習慣づけてしまうといいでしょう。

一瞬だけ下を向くのが難しければ、軽くおじぎをしたまま飲む癖をつけてください。あごを引きすぎると飲みにくくなるので、首の一番下（鎖骨のあたり）から曲げるのがコツです。

なお、飲み物を飲む際にあごが上がるか上がらないかは、器やカップの形状によって左右されることもあります。

うなずき嚥下

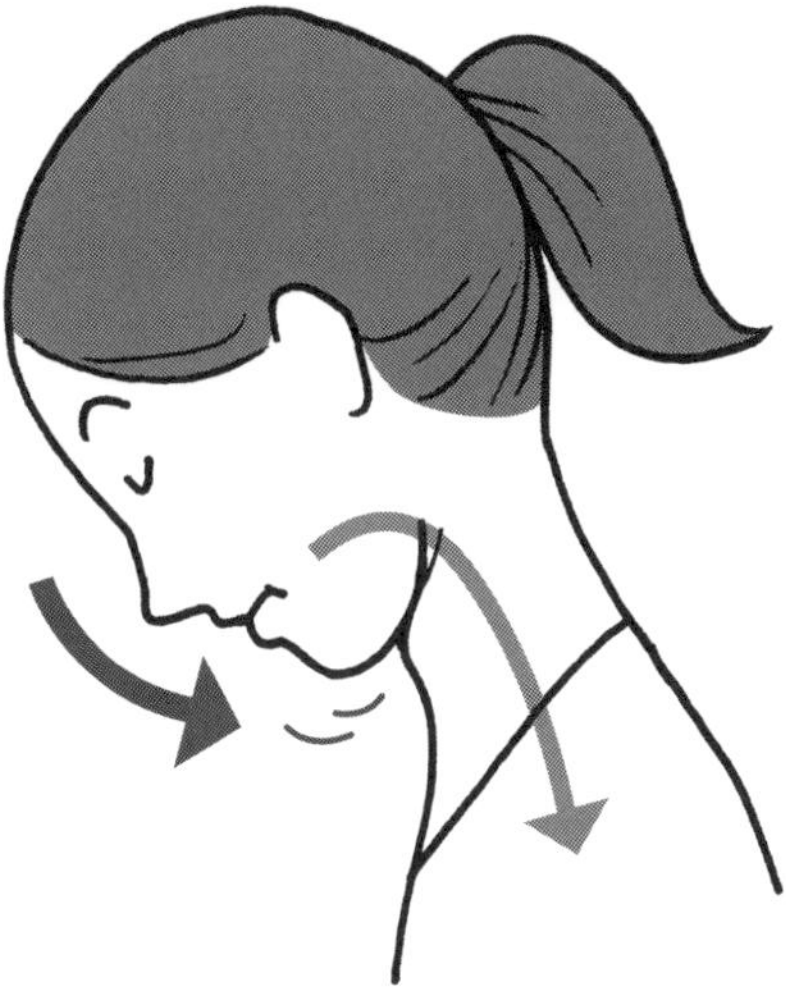

軽くおじぎをするように飲み込む

たとえば、ワインを飲む際、口の狭《せま》いスリムなタイプのワイングラスだと上を向かないとワインが入ってこないため、どうしてもあごが上がりがちになってしまいます。一方、口の広いワイドなタイプのワイングラスであれば、グラスを少し傾けるだけでワインが口に入ってくるため、あごを上げずに済むことになります。

こうした器と飲み込みの関係性については、次章でご紹介することにしましょう。

とにかく、少しでも飲み込む力が落ちてきたという自覚があるならば、無用な誤嚥リスクを避けるためにも「あごを上げてゴクゴクッと飲む」というスタイルは早めに卒業したほうがいいでしょう。

「ジョッキで豪快に生ビール派」の人は少し寂しくなるかもしれませんが、もしお酒が好きなのであれば、「お猪口《ちょこ》でちびちび日本酒派」に鞍替えするのもいいかもしれません。

お猪口で日本酒をちびちびとやるときは、少し頭を下げてあごを引いた姿勢で飲むことが多いもの。このため、嚥下のスムーズさに限って言うのであれば、ちびちびと日本酒を飲むほうがよりおすすめだということになるわけですね。

誤嚥キーワード

6

イレギュラー

「とりあえず枝豆！」派は注意。ツルンッと動く食材の怖さとは

野球では、バッターが打った打球がイレギュラーバウンドすると、守っている人はたいへん捕りづらいもの。ボールがいつもと違う動きをするために、体がとっさについていけず打球を捕りそこねてしまうことが多くなるわけです。

じつは、わたしたちの嚥下もこれと同じで、イレギュラーな動きに弱いのです。

たとえば、枝豆を食べるときをイメージしてください。

たいていの人は、枝豆のさやを口元に持っていって、指でプチッと豆をはじき出しながら食べますよね。でも、そうやって勢いよくはじき出した豆が歯などにぶつかって「イレギュラーバウンド」したらどうなるでしょう。ひょっとしたら、そのままの

どの奥へ入っていって気道に飛び込んでしまう——といった事態になることも十分考えられますよね。

そんなことが現実に起こるわけない、と思っている人もいらっしゃるかもしれませんが、これは実際に頻発していること。枝豆は高齢者が誤嚥しやすい食べ物の上位にランクインしています。

さらに言えば、46ページの「離水」も広い意味では、この「イレギュラー」に該当します。果汁や食べ物の水分が、予想しない動きを見せた結果、誤嚥しているからです。また、幼児や高齢者が窒息事故を起こす代表的な食べ物である「こんにゃくゼリー」も、結局はツルンと滑って〝イレギュラーな動き〟をするために危ないのです。

83歳の女性、千葉さん（仮名）のケースです。

彼女は大好物のステーキがうまく飲み込めなくなり、何度もゴックンする必要があり困ってしまい、わたしの診療所を受診しました。話をよく聞いてみると、なんと

「だし巻き玉子」がのどにつかえて窒息しそうになったこともあったそうです。だし巻き玉子は比較的のどをゆっくりと落ちていくので誤嚥しにくいのですが、おそらく油断して誤嚥してしまったのだと予想されます。笑いごとではなく、こういう窒息事故は本当によくあるのです（ちなみに千葉さんは、その一年後、ステーキを思う存分食べられるほどに飲み込み機能が改善しました）。

だから、外食するときに「とりあえず、ビールと枝豆で」が習慣になっている人は気をつけましょう。アルコールが入ると注意力散漫になりますし、のどや口のとっさの反応スピードも落ちてきます。そういう油断しているときに思いがけないイレギュラーバウンドで枝豆の豆が飛び込んできたら、誤嚥の可能性がいっそう高まってしまいます。

それと、枝豆に限らず、そら豆、ブドウ、ライチなど、口元の操作で皮をむいて口内へ放り込むタイプの食べ物は気をつけるべき。枝豆もそうですが、**いったん手元で**

皮をむき、豆や果肉を取り出してから口に入れるようにしましょう。

また、最近流行している太いストローで飲むタイプの**「タピオカドリンク」なども要注意。**太いストローで吸っていると、いつストローからタピオカが口の中に飛び出してくるかがわかりづらく、タイミングがとりづらいのです。さらに、スムージーやシェイクといったどろっとした飲料をストローで飲んでいると、強く吸った拍子に思った以上の量がどっと口に入ってきたり、少し大きめの固形物が急に飛び込んできたりすることがあります。そういう「イレギュラー」な動きも誤嚥につながりやすいので覚えておくといいでしょう。

わたしたちの嚥下機能は、車の運転と同じで「イレギュラーなこと」「突発的なこと」「予測できないこと」に弱いのです。そして、たった1回の〝イレギュラー〟なことが、取り返しのつかない大きな窒息事故にもつながりかねないのです。

できるだけイレギュラーを起こさないように、安全な食行動を心がけていきましょう。

誤嚥キーワード

7

定年

運動不足は本当に危険！飲み込む力をキープできる「運動習慣」を見つけよう

誤嚥リスクを大きくする最後のキーワードは「定年」です。

（冒頭のクイズに正解できましたか？）

〝定年なんて食事に全然関係ないじゃないか〟と思う方もいらっしゃるかもしれませんが、「誤嚥を引き起こすリスク」としては、これがいちばん重大だと言ってもいいのではないでしょうか。

なぜなら、定年を過ぎると、てきめんに体力を落としてしまう人が多いから。先にも述べましたが、体力が落ちると飲み込む力もガクンと落ちることになります。それによって誤嚥リスクが非常に高まってしまうのです。

私が知る範囲でも、介護の現場から聞こえてくるのは「つい最近までピンピンしていた人が、仕事をやめた途端に数年でガタッと体力が……」という声ばかりです。

そもそも、**飲み込む力は「全身の体力」や「しゃべる機会」と相関関係にあります。**

これは前著でも述べたことですが、体力が落ちて全身の筋肉量が低下してくると、のどの嚥下を担当している筋肉も細ってきてしまうのです。すると、飲食物をゴックンする力が弱ってきたり、ムセる力が落ちてきたりします。さらに、食べ物が落ちてくるのに合わせて、タイミングよく気道を塞ぐ力が落ちるようになる。これにより、どんどん誤嚥しやすい状態になっていってしまうわけです。

そして、この「体力の低下→全身の筋肉量の低下→のどの筋力の低下→飲み込む力の低下」という悪循環がもっとも進みやすいのが「定年」後の時期なのです。

当たり前ですが、定年になると、昨日まで毎日何十年間も通っていた職場に今日から行かなくてもよくなります。この「毎日の通勤」がなくなるというだけでたいへん多くの運動機会が失われることになるのです。さらには、話す機会も減少します。

これは、小学校でいえば、毎日のようにあった「休み時間の運動」や「放課後のおしゃべり」が突然ずっとなくなるようなもの。定年になることで、いかに身体を動かす時間と声を出す時間が減ってしまうかが、おわかりになると思います。

しかも、男性の場合、定年になると家に引きこもりがちになる人が少なくありません。勤めているときであれば、人に会ったり外食をしたり出張をしたりで出歩くことも多かったでしょうが、そうやって出歩く機会もぐっと減ってしまいます。すると、日々の運動不足で筋肉量が低下したり関節が弱ったりするようになり、みるみる体力が低下してしまうようになるわけです。

ですから、定年後は体力と飲み込む力を落とさないためにも、意識的に出歩いて体を動かしましょう。そして、楽しく会話をしましょう。
ウォーキングをするのでもいいし、トレーニングジムに通うのでもいい。気の合う仲間を見つけて一緒に旅行をしたり食べ歩きをしたりするのもいいと思います。

私の恩師の廣瀬《ひろせ》肇《はじめ》先生は、退職後は「コーラス」や「詩吟《しぎん》」を趣味にすることを勧めています。また、嚥下機能がかなり悪かった91歳の男性・吉本さん（仮名）も、のどの筋トレとあわせて「詩吟」や「歌」を始めたところ、嚥下機能がどんどん改善して、現在では仲間と一緒に毎朝ラジオ体操を楽しんでいらっしゃいます（ローカルテレビ局が元気の秘訣を取材にくるほど健康になりました）。

とにかく、**「通勤」と同じくらい自然に、無理なく毎日行える「運動と会話」の習慣を手に入れることが肝心。**しっかり体力とのどの力をキープする。それこそが「食トレ」の近道にもなるのです。

いまからでも十分に間に合う。「肺炎予備群」を卒業しよう

さて、ここまで「誤嚥リスクを大きくする7つのキーワード」を見てきました。
みなさんいかがでしょう。
〝このリスク、自分にも当てはまっているかも〟
〝この食べ方、自分もついついやっていたな〟
そんな項目がけっこう多かったのではないでしょうか。

別に脅かすわけではありませんが、中高年の方で、なおかつ心当たりのある項目が多かったのなら、すでに「嚥下力低下予備群」になっている可能性大です。
つまり、いまはたまにムセたり咳込んだりするくらいの軽微な問題で済んでいて

も、放っていればいずれ深刻な問題に発展してしまう危険が大きいというわけです。だから、「予備群」であるいまのうちに、「食べ物」や「食べ方」をちゃんと改めて飲み込む力の低下を防ぐ対策をスタートさせていくべきなのです。

先にも述べたように、嚥下障害の対策は「飲み込めない」「食べられない」という深刻な状況になってから慌《あわ》ててスタートするのでは遅すぎます。

でも、いまから始めれば十分に間に合う。

「予備群」のいまの段階から対策をスタートすれば、「予備群」を卒業することもできるし、将来の誤嚥や誤嚥性肺炎のリスクを大きく減らしていくこともできるのです。

もしかすると読者のみなさんのなかには、現時点ですでに飲み込む力が衰えている人もいるかもしれませんが、まだ遅くはありません。思い当たる方は、まずは本書の最後に掲載した「嚥下専門医のいる病院」を受診してみてください。専門医の診断と指導を受けながら、「のどの筋トレ」や「食トレ」を続けていけば、いつかきっと症状がよくなる日がくるはずです。

ここで90代の男性、松本さん（仮名）という患者さんのお話をさせてください。

松本さんは、太い血管の病気を患ってしまい某病院へ入院。その病気が原因で、入院中に誤嚥性肺炎を発症していました。口から食べるのが難しい状態だったそうで、鼻からチューブを入れられたものの、ご自分で抜いてしまっていたそうです。その病院で訓練を続けても飲み込みは良くならず、ドロドロの食事をムセながら食べる状態で退院しました。

そうして退院して7日後、寒い2月に、車椅子で当院を受診されました。微熱があり、痰《たん》も多く、嚥下機能はかなりひどいものでした。

他の患者さんと同じように、姿勢を正す訓練をしたり、のどの筋トレを行うように指導したり、さまざま手を尽くしましたが……松本さんはなかなか言うことを聞いてくれませんでした。

「友人も、同期も、同年代の親族も、全員いなくなってしまった。ただただ、私は寂しいのです。戦争中は予科練《よかれん》13期で双発《そうはつ》の飛行機（爆撃機）に乗っていました。けれど、その年の7月、九州から出撃した同期は誰も帰ってこなかった。もう同年代は私一人になったのだから、せめて好きなものを食べて死にたい」

そう訴え続けました。

そこで私は荒療治だとはわかりつつも、このようなお話をさせていただきました。

「食事のトレーニングを守らないと、〝次の桜〟は見られないと思います。ここまで立派に生きてこられたのですから、むしろ戦争で散っていった同期の方々の分まで、しっかり生きてみてはいかがでしょうか？」

このときのお話がきいたのか、松本さんは少しずつ「のどの筋トレ」や「食トレ」の指導に耳を傾けてくれるようになりました。

すると、2週間後にはムセの頻度が減少し、微熱と痰の量も軽減して、本人も「すこし元気が出た」と言ってくれました。

こうして本人が回復したいという意思を持ってくれたら、私たちの治療がいよいよ効果を発揮しはじめます。

管理栄養士の麻植先生に、ミキサー状の食事の作り方と、食事の形態の重要性をご家族に伝えてもらい、周りのサポート体制にも万全を期してもらいました。

そうこうするうちに、初来院から2か月が過ぎ、松本さんは無事に美しく咲いた〝次の桜〟を見ることができたのです。

「毎日、ひ孫が会いに来てくれるのが楽しみだ」

当時から約3年が経過した現在、松本さんは定期的に私のクリニックを受診して、全粥《ぜんがゆ》の時期がしばらく続きましたが、いまはやわらかめのごはんをムセなく食べて、元気に杖で歩いて生活しています。

昔話が少し長くなってしまいましたが、お伝えしたかったことは「**意思の力が命を救う**」ということなのです、私たち治療者がいかに適切な処置をしようとも、本人にやる気がなければ誰しも「次の桜」は見られないかもしれません。

ですが、その逆もしかりです。本人に「治したい」という強い意思があれば、ここで登場した松本さんのように、劇的な回復を見せて幸せな人生を取り戻すことだってできるのです。

良い飲み込みの習慣は、十分な栄養の摂取につながります。

十分な栄養の摂取は、体力低下の予防にもつながります。

そして、飲み込み力と体力が戻ってくれれば、生きる力が自然に湧いてきて、寝たきりを防ぎ、幸せな人生へとつながっていくのです。

第3章

誤嚥がいやなら、ご飯に卵をかけなさい

とろみ付けのひと工夫は「NG」を「OK」へ変身させる魔法

当たり前ですが、誤嚥や誤嚥性肺炎のリスクを減らすには、「飲み込みやすい食べ物」を摂ることが必要になります。

では、「飲み込みやすい食べ物」とはどのようなものを指すのか。

飲み込みやすい食べ物とは、**「口の中でバラバラにならず、やわらかいかたまり」**になり、**「のどをゆっくりと落ちていく」**ものです。

硬いものはもちろんダメですし、口やのどの中でネバついたり貼りついたりするものもダメ。また、水分が多すぎてのどへサッと流れてしまっても、水分が少なすぎてモサモサしていてもダメ。それに、口の中でまとまりにくくポロポロとばらけてしまうようなものも、粉や破片が息を吸い込むときの吸気で気道に入りやすいためダメ……。

とくに高齢者は、口の中がかわいてしまう傾向にあるので、**パサパサやモサモサの食品はわたしたちが想像している以上に要注意**です。

前著でも左記のように、誤嚥しやすい食べ物の特徴をお伝えしました。

サラサラ　↓　水、お茶、ジュース、コーヒー、味噌汁、ビールなど
ベタベタ　↓　お餅、団子、おはぎ、赤飯など
パサパサ　↓　パン、カステラ、いも類、硬めのゆで卵の黄身など
ボロボロ　↓　そぼろ、チャーハン、ふりかけ、せんべい、クッキーなど
ペラペラ　↓　のり、ワカメ、青菜類など

では、こういった「ダメ要素」がなるべく少なく、いつも通りに咀嚼しただけで「適度な大きさ、適度なやわらかさのかたまりになるもの」はどんなものなのでしょう。

それを適切に見分けるために、もっともいい目安となるのが「**とろみ**」があるかどうかなのです。

「とろみ」がしっかりとついていれば、飲み込みやすい食べ物に必要な条件のほとんどがクリアされていると言っていいでしょう。とろみの代表的なものは**中華料理の「あんかけ」**です。

しかも、とろみの素晴らしいところは、**食べ物がのどを落ちていくスピードが適度にゆっくりになる**ことです。お味噌汁やお茶などのサラサラしたものは、猛スピードでのどの奥へと流れ込みます。のどの機能が衰えていると、その速さに食道の入り口の開閉が間に合わず、誤嚥の原因になってしまいます。

けれど「とろみ」をつけるだけで、飲食物の落下スピードはずいぶんと遅くなります。それによって、のどの筋肉が多少衰えた高齢者でも、誤嚥せずに飲み込むことができるわけです。たとえば、水で誤嚥してしまう人が、〝飲むヨーグルト〟やスムージー飲料では誤嚥しないのは、このためです。

また、パラパラしてばらけやすいチャーハンは「飲み込み要注意メニュー」ですが、とろみのある「あんかけチャーハン」にすれば、とたんに「飲み込みおすすめメニュー」に変身します。

このように、とろみを加えることで「NGフード」が「OKフード」に変わるものもけっこう多いのです。料理をすることに慣れていない私にとっては、まるで魔法のように感じられます。

そういう点で見れば、とろみ付けは**「万能のひと手間」**だと言ってもいいでしょう。

本書をお読みいただいている方々には、いまは何でも普通に食べることができている人が多いでしょう。「わざわざとろみをつけて食べるなんて面倒だ」と感じるかもしれません。

でも、これまでお話ししてきたように、**高齢になってくると10人に2〜3人が、**

「不顕性誤嚥」というムセないタイプの誤嚥をしているのです。

たとえあなた自身は健康であっても、**あなたのまわりにいる大切な人が無自覚に誤嚥をしているかもしれません。**

ことさら怖がる必要はありませんが、かといって、決して不顕性誤嚥をあなどらないほうが賢明でしょう。

この第3章では、日々の食卓でできるとろみ付けの工夫をはじめ、いつもの食事を「飲み込みやすいもの」へと変えていくさまざまなハウツーをご紹介していきます。「覚えておけばいつか役に立つかも」くらいの気軽さで読んでみてください。

誤嚥と低栄養を撃退するスーパーフードこそ「卵かけごはん」

みなさんは「TKG《ティーケージー》」ってどういう意味かご存じですか？　流行りのアイドルグ

ループのことでも、どこかの国のスパイ組織でもありません。

ご存じの方も多いかもしれませんが、これは「**卵かけごはん**」のことを指しているのです。「**TAMAGO KAKE GOHAN**」の頭文字をとってTKG。近年は、こんな愛称が通用するくらい卵かけごはんが流行っているのです。私も食べに行きましたが、卵かけごはん専門店も登場しています。

どうして急にこんな話を始めたのかと言うと、卵かけごはんが非常に優秀な「飲み込みおすすめメニュー」だからです。

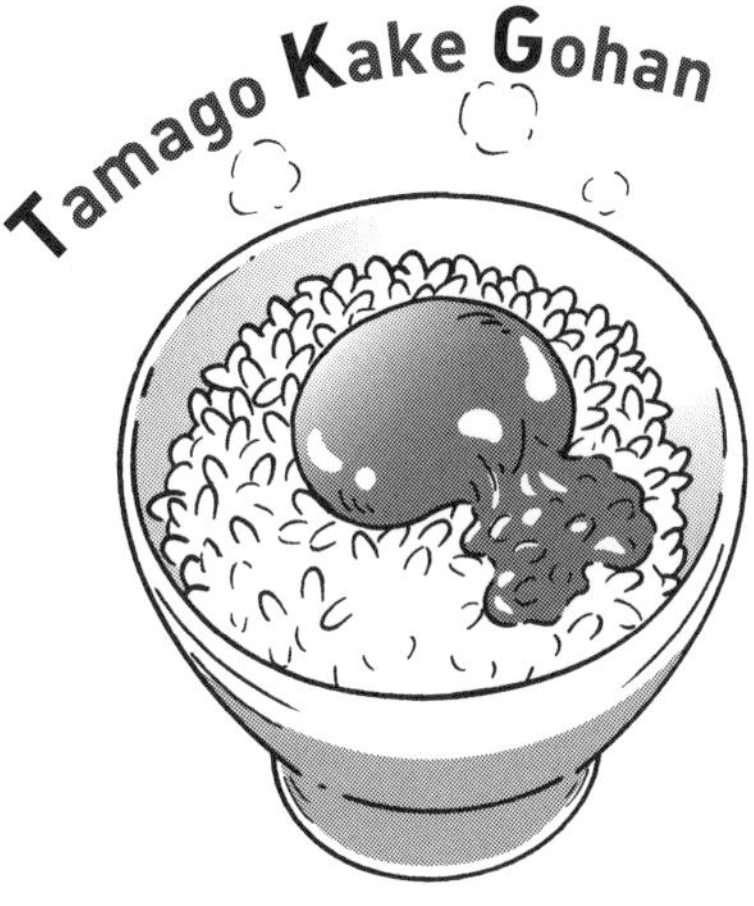

かつおぶし、梅肉、チーズなど、トッピングする具材を自分好みにアレンジできるのがいいところ。おだし、ポン酢、オリーブオイルなど、醤油以外の調味料もつかって、自由にアレンジしてみよう。

じつを言うと、みなさんが毎日お茶碗で普通に食べている白いごはんは、飲み込みに適しているとは言えません。全体にモサモサして飲み込みにくいし、ごはんのひと粒ひと粒がばらけることもあるし、お寿司やおにぎりなども含め、高齢になるとどちらかといえば誤嚥しやすい食べ物に属しているのです。

実際、ごはんをほおばり過ぎてウェッとなったり、ごはん粒をのど奥にひっかけてムセたりした経験がある人も多いのではないでしょうか。

しかし、これが**生卵を落として「TKG」にすると、状況が一変**。適度なとろみが加わって口の中でバラバラにならず、まとまりやすくなります。そして、のどをゆっくりと落ちていくので、たいへん飲み込みやすくなるのです。飲み込みやすさのレベルは、「そのまま」で食べるのと「卵かけごはん」で食べるのとでは、段違いに変わると言っていいでしょう。

卵かけごはんの良いところは、とても手軽なうえ、いろいろなアレンジができる点です。前もってごはんさえ炊いておけば、卵を落とすだけで出来上がりですし、かつおぶしや梅肉をまぶしたり、バター、たらこ、塩辛、キムチ（細かく刻んだもの）などをトッピングしたりすれば、日々飽きずに食べることができます。醤油の代わりに良質な油であるオリーブオイルをかけて、発酵食品である刻んだキムチも混ぜたスペシャル卵かけごはんなども試してみてください。

さらに大事なことは、卵は栄養価が高く、**高齢になると不足しがちな栄養を効率的に補える**点です。なんといっても、卵は**完全栄養食品**と呼ばれ、たんぱく質やビタミン、脂質などをバランスよく含んでいます。ごはんの糖質と卵のたんぱく質を一緒にとることができますし、卵黄にはコリンという記憶力改善作用のある成分や、ビオチンという美肌効果のある成分も豊富に含まれているのです。

ご存じの方も多いでしょうが、**高齢になると気をつけなければいけないのが「低栄養」**です。高齢者には、加齢にともない自然と食事量が減り、気づかないうちに低栄養になっている人が多いのです。低栄養はロコモティブシンドローム（筋肉、関節、骨などの運動器の機能低下）の原因になりますし、また、やせ型の人は肥満の人よりも死亡率が高いことも知られています。

独居または夫婦二人暮らしの高齢者は、そのほかの家族と同居する人にくらべて、低栄養の割合が2倍になっているという調査結果もあるので、該当する人は注意しましょう。TKGをはじめ、卵などのちょい足しは、それら低栄養予防の観点からも優れているわけです。

ちなみに生卵を食べる習慣は外国ではあまり見られません。卵かけごはんというのは、衛生面できちんと管理された新鮮な卵が手に入る、日本ならではの食文化のようです。

なお最近、マヨネーズで知られるキユーピーが、卵かけごはんのような風味になる「ジャネフ ごはんにあうソース」という調味料を発売しています（店頭販売はありませんが、ネットショップでは購入できます）。ソースをかけるだけでごはんがまとまりやすくなり、さらにはカロリーも増やす優れものなので、とてもおすすめです。TKGは嚥下食のジャンルでもトレンドなのかもしれませんね。

とにかく、**毎日食べているごはんに「卵をくわえる」というひと手間をプラスするだけ。**その小さな習慣が、誤嚥を防ぎ、ゆくゆくは飲み込む力のキープに役立っていくことになるのです。

ただ、どうせ習慣にするのならば、ひとつだけ気をつけていただきたい点があります。それは、卵かけごはんを食べる際、なるべく**「吸気食い」や「かき込み食い」するのを避けて、スプーンなどでひと口ずつ口に運ぶようにする**こと。先にも述べたように、ササッとかっ込んで吸気食いをしてしまうと誤嚥リスクが高まってしまいますので、その点だけ注意して食べるようにしてください。

なお、「私は『ごはん』よりも『パン派』なんだけどなあ……」という方もいらっしゃると思いますが、そういう方にも卵は力強い味方になってくれます。それと言うのも、食パンを卵に浸して「フレンチトースト」にすると、パンがとても飲み込みやすいものに変身するのです。
ごはんと同様に、食パンも口の中でモサモサとかさばって飲み込みにくいため、そのまま食べたり普通にトーストして食べたりするのはどちらかというとおすすめできません。でも、フレンチトーストにすれば、適度な水分と適度なとろみが加わって、すんなりと飲み込めるようになるわけです。しっとりした蒸しパンやマドレーヌ、フィナンシェも食パンの代わりにすることができます。

このように、飲み込む力の維持や誤嚥防止にとって、卵は欠かせないと言ってもいいくらいの「優秀なお役立ち食材」なのです。割り入れるだけで簡単にとろみを出すことができるので、ごはんやパンだけでなく、いろいろなメニューに幅広く利用していくといいでしょう。

もっとも、卵料理なら何でもＯＫというわけではありません。飲み込みにおすすめなのは、**生卵、半熟卵、温泉卵、卵豆腐、茶碗蒸し、ポーチドエッグ、半熟でとろとろにしたスクランブルエッグ**など。

反対に、かたくゆでた卵は口の中でぼそぼそして飲み込みにくいので注意が必要。また、炒《い》り卵状にかたく調理したスクランブルエッグも、口の中でポロポロとばらけやすいので注意が必要となります。こうした点も踏まえつつ、卵を日々のメニューに活かしていくようにしてください。

「卵・マヨネーズ・とろけるチーズ」これが誤嚥予防のゴールデントリオ

ところで、普段の食生活で料理に簡単にとろみをつけられる「優秀なお役立ち食材」は、卵のほかにもあります。

それが「**マヨネーズ**」と「**とろけるチーズ**」です。

ここでは、「卵」「マヨネーズ」「とろけるチーズ」の3つを、〝ちょいトロ3兄弟〟とでも名付けましょう（みなさん自身で覚えやすい名前をつけてください）。

マヨネーズがいいのは、料理にササッとかけるだけでとろっとしたまとまりをつくり出すことができる点です。

たとえば、ブロッコリーやカリフラワーは口の中でばらけやすいのですが、マヨネーズをかけるだけでまとまりやすくなります。また、たらこ、鮭フレーク、しらす、ちりめんじゃこなどの細かくばらつきやすい食品もマヨネーズをまぶせばまとまりができます。

かためのゆで卵もそのまま食べるとぼそぼそしていますが、マヨネーズで和えるとタルタルのようなとろみがついて飲み込みやすくなりますよね。

このように、マヨネーズはサラダだけでなく、幅広いメニューに使えて効率的にとろみやまとまりをアップさせることができるのです。

また、**とろけるチーズは、洋食系の料理のとろみ付け**には万能性を発揮します。

たとえば、ハンバーグは食べている途中にひき肉がばらけることがありますが、チーズをトッピングすればとろみやまとまりがアップします。同様に、ドリアやリゾット、ピラフ、シチューなどに加えても、よりとろみやまとまりが出て飲み込みやすくなります。

また、洋食以外では、ふかしたジャガイモにチーズを載せたり、魚や野菜にチーズを載せてホイル焼きにしたりするのがおすすめ。

そのほか、牛丼にプラスしてチーズ牛丼にしたり、コロッケやメンチ、トンカツなどの揚げ物にチーズを載せてチンしたりするのもいいでしょう。

このように、とろけるチーズもいろいろな料理に使うことができ、「**飲み込みやすさ**」と同時に、「**美味しさ**」ならびに「**栄養価**」をグッと高めてくれるのです。

注意点としては、熱し過ぎてしまうと硬くなることです。とろみが無くなるとかえって飲み込みづらくなるので、加熱の際はご注意ください。

私は、卵、マヨネーズ、とろけるチーズの「ちょいトロ3兄弟」は、飲み込む力キープと誤嚥予防に大活躍してくれる〝**ゴールデントリオ**〟だと考えています（いずれも黄色っぽいので、こちらのほうがネーミングは合っているかもしれません）。

なにしろ、どれもできた料理にちょちょいっとプラスするだけで、とろみやまとまりを大幅にアップさせることができるのですから。

ヨーグルト、バナナ、絹ごし豆腐、冷蔵庫にある「とろみ・ネバネバ」を活用！

「ちょいトロ3兄弟」のほかにも、料理にとろみを加えて飲み込みやすくすることのできる食材はあります。ここで代表的な「とろみ付けに役立つ食品」をいくつかご紹介しておきましょう。

ヨーグルト

「手軽にとろみをつけられる」「良質なたんぱく質が摂取できる」「乳酸菌による整腸効果を期待できる」。ほかにもヨーグルトの利点はいくらでも挙げられます。ヨーグルトは「ちょいトロ4兄弟」としても良いほど、とろみ付けの万能選手なのです。和食中心の家庭だと調理に使う機会が少なくなってしまうので、本書では〝兄弟入り〟させていませんが、できる人はどんどん活用してみてください。ただし、調理してから時間が経つと離水するので注意してください。

アボカド

適度なぬめりとやわらかい食感があるアボカドは、とても飲み込みやすい食品です。ビタミンEが豊富で栄養価的にもたいへん優れています。サラダとして食べるのはもちろんですが、つぶしたうえでディップやソースとして利用するのがおすすめ。つぶすと粘り気が増すので、さまざまな料理のとろみ付けに活躍するはずです。

絹ごし豆腐

豆腐には「木綿《もめん》」と「絹ごし」とがありますが、嚥下の面からするとやわらかい絹ごし豆腐のほうが適しています。絹ごし豆腐は、白和《しらあ》え、野菜の炒り豆腐、肉豆腐などにすると、料理にとろみやまとまりをもたらすことにつながります。ぜひ積極的に利用してみてください。ちなみに木綿豆腐は、火を通すとかたくポロポロになってしまうのが難点なのです。

バナナ

やわらかくねっとりとしたバナナは、口の中ですぐに飲み込みやすいかたちにまとまります。嚥下の面から見れば、理想的な食品と言ってもいいかもしれません。腹持ちがよく、カリウムや食物繊維が豊富で栄養価的にも優れています。そのまま食べるのはもちろん、シェイクにしたりヨーグルトと和えたりするのもおすすめ。また、焼きバナナにするとオリゴ糖が増え、腸内環境改善にもよい効果が期待できます。

とろろ（ヤマイモ）

ちょうどいい粘り気ととろみがあるとろろは、ごはんにかけて食べるだけでなく、いろいろな料理に加えることができます。

たとえば、ハンバーグの種にとろろを練り込んだり、お好み焼きにとろろを加えたりすると、より粘性が増して飲み込みやすくなります。ヤマイモをいちいちすりおろすのが面倒であれば、最近はすりおろされた状態の「冷凍とろろ」も市販されています。

また、詳しくは後述しますが、余裕があれば一度、製氷皿にとろろを入れて凍らせて「冷凍とろろ氷」を作ってみてください。味噌汁やお鍋料理、炒め物などにポンッと入れるだけで、簡単にとろみと栄養を足すことができる優れものですよ。

ただし、お口がかぶれる人は控えたほうがよいでしょう。

モロヘイヤ

刻めば刻むほど粘り気が増してくるモロヘイヤ。とろろと同様に、モロヘイヤも料理に絶妙なとろみをもたらしてくれます。しかも、ビタミン類やβ－カロテン、食物繊維が豊富で栄養満点。疲労解消の効果も期待できます。細かく刻んだものを味噌汁やスープに入れたり、和え物にしたり、チヂミに混ぜ込んだり……さまざまな料理に活用してとろみをプラスしていくようにしましょう。

このように、とろみやぬめり、粘り気のある食品は、料理を飲み込みやすく仕上げるのに大きな効果を発揮します。ここに取り上げたほかにも、オクラ、メカブ、ツルムラサキなどのネバネバ食品もとろみを加えるのに向いた食品ですので、うまく料理に活用してみてください。

ただ、ネバネバ食品の代表選手である「納豆」はどうなのでしょうか。

もちろん納豆も悪くはないのですが、使い方次第。それというのも、少々ネバネバしすぎてお餅のように口やのどの壁面に貼りつく可能性があるのです。つまり、粘りがありすぎると、かえって飲み込みにマイナスになってしまうこともあるんですね。

もし納豆を食べるなら、**大粒の納豆よりも小粒の「ひきわり納豆」を選ぶ**といいでしょう。ひきわり納豆なら、比較的口の中でまとまりやすく、貼りつく心配をそれほどしなくても大丈夫です。料理に加えればとろみや粘り気を増すことにもなるので、ごはんに載せて食べるだけでなく、野菜や刺身と和えたり、味噌汁に入れたり、キムチと混ぜたりして、幅広く活用していくといいでしょう。

料理好きなら挑戦してみよう「とろろ氷」で手軽にちょい足し！

とろろやモロヘイヤなどを効率よく活用できるとっておきのアイディアをご紹介しましょう。最近人気の「つくりおき食材」と同じように、とろろやモロヘイヤを冷凍庫に凍らせて常備しておくのです。

とろろは、皮をむいたヤマイモをすりおろし、できたとろろを製氷皿に入れて凍らせます。しっかりと固まったら、キューブ状になったとろろを冷凍保存袋や保存容器に入れて「**とろろ氷**」の出来上がり。多めにつくって冷凍庫に保存しておけば、料理でとろみ付けが必要になった時にいつでもキューブを取り出して用いることができます。

一方、モロヘイヤは、一度ゆでてから、包丁で細かく刻むかミキサーで細かく砕いておきます。そして、すり身状になったモロヘイヤを製氷皿に入れて凍らせてください。とろろと同様に、キューブ状に固まったら冷凍保存袋や保存容器に入れて出来上がり。

とろろ氷の作り方

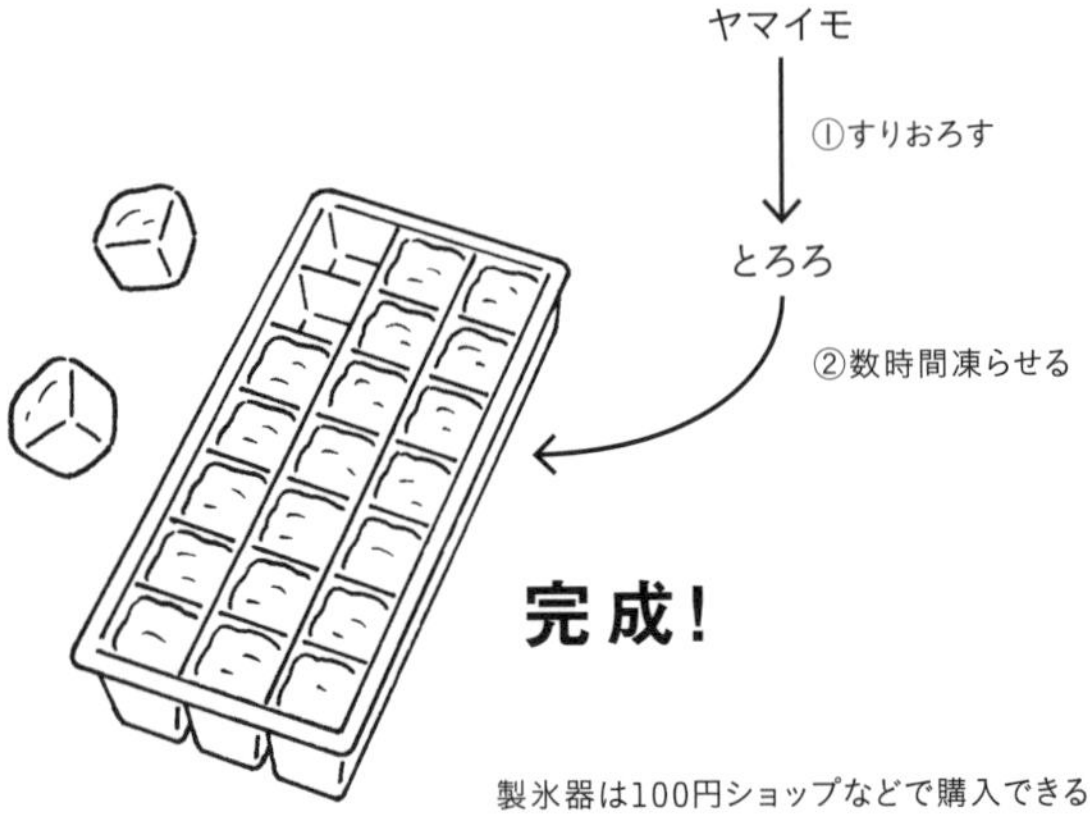

製氷器は100円ショップなどで購入できる

いかがでしょう。このように「自家製キューブ」をつくりおきしておけば、毎日の料理のとろみ付けが超簡単になること請け合いです。

ちょっと手間はかかりますが、最初だけがんばれば後はとてもらくちんです。たとえば、「味噌汁にとろみをつけたい」と思ったら、モロヘイヤ氷を鍋にポーンと入れればそれでOK。モロヘイヤはけっこう何にでも合うので、ラーメンに入れたりパスタと和《あ》えたりするのもいいかもしれません。そのほか、肉料理や野菜炒め、サラダなどのとろみ付けに用いるのもいいでしょう。

とろろ氷のほうも、「そばやうどんにとろみをつけたいな」と思ったときに、ポーンと鍋に放り込めば、即席のとろろそば、とろろうどんをつくることができます。そのほか、煮込み料理のとろみ付けに使ったり、お刺身と和えて山かけにしたり、ハンバーグや肉団子などのつなぎに使ったりと、使い途は数えきれません。

さらに、冷凍ごはんにとろろ氷を載せたものを電子レンジでチンすれば、それだけでとろろかけごはんの出来上がり。これぞ究極のお手軽ごはんですね。

いまブームのサバ缶は飲み込む力のキープにもおすすめ！

みなさんは、いま「**サバの水煮缶**」が大人気なのをご存じですか？

サバ缶には、DHAやEPAなど、血管や血液の健康にプラスになる成分が豊富です。中性脂肪やコレステロールの値を改善するのにもいいし、カルシウムたっぷりで骨を強くするのにもいい。しかも、安くておいしい！――このようなメリットが揃えば流行するのも当然かもしれませんね。

ただ、見落とされがちなメリットがもうひとつあります。じつはこのサバ缶、けっこう優秀な「とろみ食品」なのです。

なぜ、飲み込みやすいのかというと、ポイントは**脂**《あぶら》にあります。

サバ缶には水分だけでなく脂分が適度に含まれていますよね。市販のツナ缶などと比べてみると分かると思いますが、ツナ缶のツナがパサパサして飲み込みにくいのに対し、サバ缶のサバは脂でしっかりコーティングされているために口の中でまとまりやすく、たいへん飲み込みやすいのです。

しかも、**身はもちろん骨まで非常にやわらかいので、咀嚼力が落ちた高齢者でも身も骨も両方一緒に食べることができる。**高齢者が煮魚や焼き魚を食べる場合、どうしても取り切れない小骨が口に入ってひっかかりはしないかと気になるところですが、サバ缶ならそういう心配もほとんどしないで済みます。

最近はサバ缶のレシピ本などもたくさん出ているようなので、ここではくわしい活用法についての説明は避けますが、ぜひいろいろなアレンジをして料理に利用していくといいのではないでしょうか。

なお、高齢者の場合、歳とともに唾液が減少してくるため、だんだんパサパサしたものを飲み込みづらくなってきます。だから、飲み込む力が気になる年齢になってきたなら、肉や魚は脂肪が適度に含まれているものを選んで食べていくとよいでしょう。サバ缶に限らず、肉や魚は脂がほどよく含まれているほうが飲み込みやすくなるのです。

たとえば、魚の切り身で言うと、「カジキ」などは脂分が少なく、加熱したものは口の中に入れたときにパサついて飲み込みづらくなります。それよりも「サケ」や「ブリ」などの脂の乗ったもののほうがおすすめなのです。

また、肉の場合も、脂身の少ない「赤身」よりも、適度に脂身が入った「バラ肉」のほうがおすすめです。脂身を避けるのは、飲み込みの健康からすれば逆効果です。過熱したときに脂身から溶けだした脂が肉をコーティングすることになるため、より口の中で扱いやすくなります。ただし、58ページにあったように「長いスジ肉」には注意しましょう。

ちなみに、このところ「鶏の胸肉」が人気です。アスリートや筋トレ愛好家、ダイエットを志す人たちなどを中心に人気を呼んでいるのです。

しかし、脂が少ない鶏の胸肉は、どうしても口の中でパサパサとしてしまい飲み込みづらい食べ物です。こと飲み込みの健康という点に限って言えば、「胸肉」よりも「**もも肉**」や「**手羽**」などの脂がしっかり含まれている部位のほうがいいと言えます。

パンやクッキーには、ちょっとした注意が必要

フランスパンをはじめ、乾燥したパンはパサパサと乾いているので、食べるときに注意が必要です。

乾いたパンは口の中の唾液を吸い取ってしまうため、食べ物がのどを通りにくくなり、飲み込みを難しくしてしまいます。パンの「耳」の部分もじつはかなりかたく、

窒息事故も起こしやすいのです。

それと、パンを口の中で長時間噛んでいると、お餅と同じようなベタベタの状態になって、窒息事故を起こすこともあります。


パンが好きな方も多いと思いますので、どうしてもパンを食べたいときは、「**中心のやわらかい生地だけ**」を食べるようにするとよいでしょう。

また、スープや牛乳に一瞬だけチョッと浸して、湿り気を与えてしっとりさせることで、窒息リスクを減らせる可能性があります。ただし、全体をビチャビチャに浸すと「離水」を起こしてかえって誤嚥の危険性が高まるので、「一瞬だけチョッと浸す」ことを心がけるようにしましょう。

飲み込む力が衰えてきた人は、できればスープやポタージュにパンを入れて煮込んでしまい、「パンがゆ」にして食べるようにしたほうがいいでしょう。さらに、食パンの場合、先に紹介したように、卵に浸してフレンチトーストにして食べるのもおすすめです。

パンのほかにも、クッキーやビスケット、クラッカー、ポテトチップなど、パサパサと乾いていて、噛んだときに破片や粉が落ちる食べ物は、同様に、注意が必要です。

繊維の硬い生野菜は電子レンジで食べやすくなる

ご存じの方も多いかもしれませんが、ひと昔前の日本では嚥下力や咀嚼力の弱った高齢者には「刻《きざ》み食」を出すのがいいとされていました。

刻み食とは、食べるものを細かく刻んで出すスタイル。例を挙げれば、漬物とかゴボウとニンジンの煮物とかホウレンソウのごま和えとかといった食べ物を、数ミリの角切りに刻んで提供するのです。すなわち、どんな食べ物も「細かく刻めば飲み込みやすくなるだろう」という発想なわけですね。

しかし近年では、**この発想は大間違い**だと言われています。

細かく刻んでしまうと、多くの食べ物は口の中でまとまりにくくなります。しかも、噛んでいるうちにばらけてしまい、刻まれた食べ物のひとかけらが気道や肺へ入っていってしまうことも多くなります。

つまり、刻み食はかえって誤嚥や誤嚥性肺炎のリスクを高めてしまうことにつながりかねないのです。ですから、この先ずっと飲み込む力をキープしていきたいならば、「細かく刻みさえすれば、飲み込みやすくなる」という刻み食の発想は、この際きれいに捨て去ってしまうほうがいいでしょう。


もっとも、刻み食ならずとも、世間には「細かくてばらけやすい食べ物」がけっこうたくさんあるものです。たとえば、ひじきの煮物、焼きたらこ、ちりめんじゃこ、しらす、煮豆、グリーンピース、つぶつぶのコーン、刻みキュウリ、刻みたくあん、刻みのり、なめこ、それに、刻んだネギ、わけぎ、みょうが、しそ、しょうがなどの薬味系……。

どの食べ物も、ちまちまとしていてばらけやすく、口の中に入れると何かの拍子に気道へ入っていってしまいかねないリスクがつきまといますよね。実際、こうした食べ物を食べているときに、ムセたり咳込んだりした経験をお持ちの方も多いのではないでしょうか。

では、このような「細かくてばらけやすい食べ物」を飲み込みやすく変えていくにはいったいどうすればいいのか。

そのポイントは「まとまり」をつけることです。

いい例が「**なめろう**（アジやサバなどのタタキ料理）」です。なめろうにはネギやしそ、しょうが、みょうがなどの「ばらけやすい薬味」がたくさん入っていますが、タタキにした魚の身や脂が適度なまとまりをつけてくれるため、口の中に入れても具材がばらけることがありません。そういうふうにまとまりをつければ、細かい食べ物も飲み込みやすくできるわけです。

それと、野菜などの繊維が硬い物を食べるときは、「**電子レンジ**」を活用しましょう。

生野菜をラップで包んでチンと温めれば、あっという間に「蒸し野菜」のできあがり。ブロッコリーやニンジンなどの硬い野菜が、やわらかくて飲み込みやすい状態に早変わりします。そこにマヨネーズをかければ、口の中でまとまりやすい野菜サラダになるのです。もちろん茹でてもOKですが、お湯を沸かして茹でるのは面倒な場合もあるので、電子レンジでカンタンにできる蒸し野菜サラダがおすすめです。

野菜は温めたり茹でたりすることで、元の状態よりもカサが減ります。生野菜のときよりも食べやすくなり、同じ咀嚼数でそれまでより量を多く摂取することができるので、低栄養対策にも最適です。野菜に限らず、魚や肉もレンジを活用して、食べやすくしていきましょう。

それと、ばらけやすい食べ物にまとまりととろみをつけるのに、力強い味方となるのは先に紹介した「ちょいトロ3兄弟」です。

つまり、卵を割り落としたり、さっと卵とじにしたり、マヨネーズで和えたり、とろけるチーズをかけたりすれば、ほんの少しの手間でまとまりをつけることができ、「細かくてばらけやすい食べ物」を「飲み込みやすい食べ物」へと変身させることができるというわけですね。

とにかく、こうしたちょっとの工夫をするかしないかで、誤嚥リスクの度合いは大きく違ってくるもの。だからこそ、ちょっとの手間ひまを大切にしていきましょう。

コンビニには「とろみ系」が充実！レトルトやスイーツを利用すべし

最近のコンビニエンス・ストアはとても進化しています。お弁当では一流シェフがプロデュースした商品が並んでいたり、スイーツでは高級な洋菓子や和菓子も顔負けのような味のものが売られていたりと、さまざまな商品に独自のアイディアやこだわりが施されています。

そして、じつは「コンビニで手に入る食品」を日々うまく利用していくと、誤嚥を防ぐためにも大いに役立つのです。

たとえば、**レトルト食品**。レトルトのカレー、中華丼、親子丼、麻婆豆腐などは、あらかじめ適度なとろみがついたものが多く、簡単にのど通りをよくすることができて便利です。また、レトルトのミートボールや煮魚なども、とろみのある「あん」で味付けがされているので、温めるだけで飲み込みやすい一品となります。

また、コンビニ弁当にも「天津飯」「中華丼」「あんかけ焼きそば」「麻婆丼」など、しっかりあんがかかっていてとろみのついたものが少なくありません。忙しいときや時間のないときは、こうしたお弁当を活用して、レンジで温めてサッと済ませてしまうのもいいかもしれませんね。

なかでもおすすめなのが、「**ポテトサラダ**」です。全国どこのコンビニでもたいてい置いてありますし、ひとつ100〜150円程度とお財布にも優しい。密閉パックの商品ならば、意外と長く保存しておけるのも嬉しいところです。

そして一番の魅力は、**とろりとしていて飲み込みの面でとても安全**なことです。ある程度の大きさに刻まれた野菜であれば、キャベツやブロッコリーなどもポテトサラダと一緒に食べることで、ひとつのまとまりになって飲み込むこともできます。

「**野菜はポテトサラダで食べる**」と覚えて実践すれば、自然と誤嚥も防げますし、食物繊維やビタミンもきちんと摂取していけることでしょう。

超便利！　ポテトサラダ

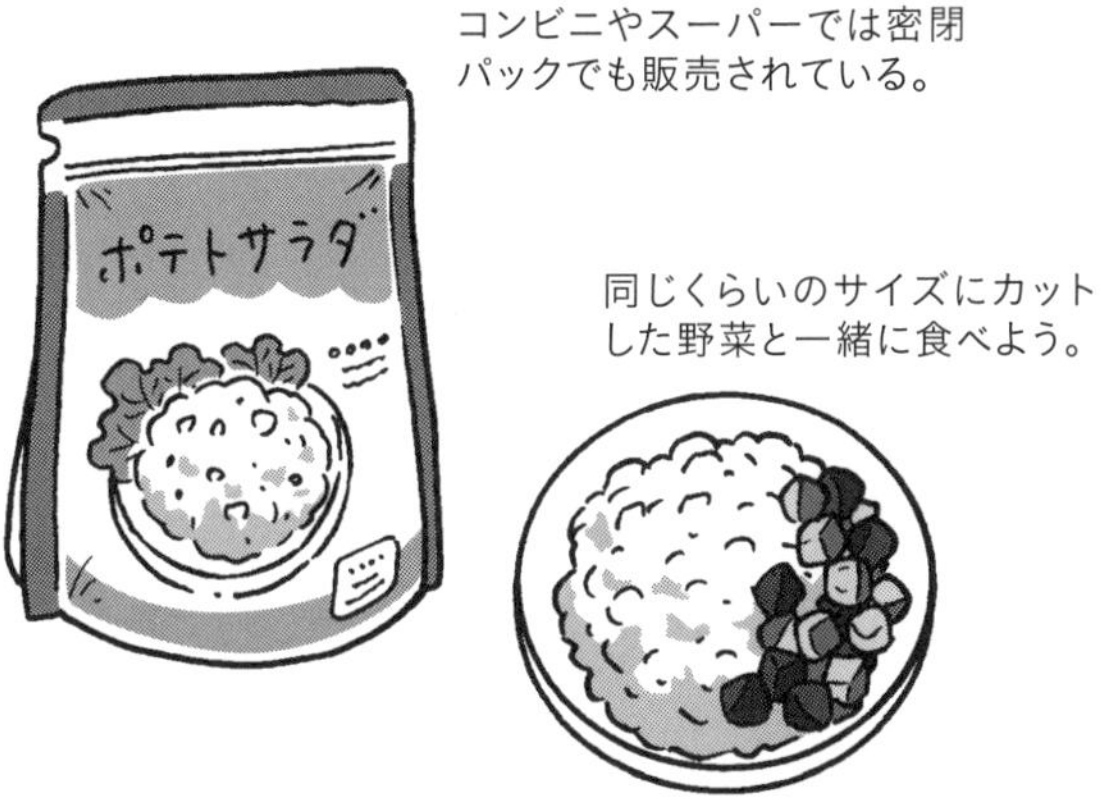
コンビニやスーパーでは密閉パックでも販売されている。
ポテトサラダ
同じくらいのサイズにカットした野菜と一緒に食べよう。

そのほかにも、本書でこれまでおすすめしてきたような食品が、コンビニにはたくさん揃っています。

- 白和《しらあ》え
- ひきわり納豆
- 絹ごし豆腐
- とろけるチーズ
- マヨネーズ
- 卵
- ヨーグルト
- ポタージュスープ（コーンスープ）
- サバ水煮缶（ほか魚の缶詰）
- おかゆ

これらを活用しない手はありません。ぜひかしこく利用していきましょう。

それと、コンビニにおいてたいへん品ぞろえが充実しているのがスイーツ類。いわゆる「コンビニスイーツ」にも、おいしくて飲み込みやすいものがたくさんあります。例を挙げれば、**プリン、ムース系スイーツ、クリーム系スイーツ、ゼリー、タルト、チーズケーキ、ヨーグルト、ティラミス**など。アイスは、とくに乳脂肪が多めのバニラ系アイスクリームがおすすめとなります。どれも口の中でとろけるような甘さがあって、抵抗なくスムーズに飲み込めるものばかりですよね。

もっとも、どんなスイーツでもOKというわけではありません。なかには飲み込みに注意を要するものもあります。

代表的なのは、お団子、おまんじゅう、大福、おはぎ、柏餅、桜餅、わらび餅などのお餅系スイーツ。これらのスイーツは、口やのどでベタベタとくっついて飲み込みづらいうえ、のどに引っかかることも多く、誤嚥だけでなく窒息の原因になりやすいのです。とりわけ、わらび餅のように餅の上にきな粉がかかっていると、食べる際にきな粉が気道に入ってムセてしまうことが少なくありません。きな粉のかかった餅系スイーツは、「粉末」と「固形物」という二相性（50ページ）に近い状態ですから、とくに危険だと覚えておきましょう。

ちなみに、意外なところではシュークリームも「NGスイーツ」のひとつ。その理由は、シュークリームの皮が口やのどに貼りつきやすいから。あの皮がペタッと貼りつくせいで飲み込みに支障が出るケースがけっこう多いのです（このため、私は飲み込む力が落ちた患者さんに、「皮をほとんど外したシュークリーム」をおすすめすることもあります。理由は、中身のクリームはなめらかで飲み込みやすいうえに、カロリーも摂取できるので、体力の落ちた方にはピッタリだからです）。

グラスやスプーンの扱いも大切 健康に大きな差がつく「食器の選び方」

飲み込みやすいか、飲み込みにくいかは、使っている食器によって大きく左右される場合もあります。

実際、**「スプーンを変えたらムセる回数が減った」「カップを変えたらスムーズに飲み込めるようになった」といった例は非常に多い**のです。

ただ、その知識が一般に広く知られているとは言い難く、食器選びは飲み込む力をキープしていくうえでの意外な盲点になっていると言っていいでしょう。


では、いったいどんな食器を選べばいいのか。

まず、コップ、カップ、グラスなどの飲み物を飲む食器は「口の広いもの」を選ぶのがポイントです。口が狭くてスリムなタイプのものはなるべく避けるようにしてください。

なぜ、口が狭いといけないのかというと、あごが上がってしまうからです。口が狭いと、コップやカップを傾けても飲み物がすみやかに口に入ってこないことが少なくありません。とくに、容器の下半分にたまった飲み物を飲もうとすると、容器の底を高く上げてもなかなか口に入ってこない。そのため、必然的にあごをグッと上げて飲み物を口へ流し込もうとすることになります。

しかし、70ページでご紹介したように、あごを上げた飲み方はリスクが高いのです。先にも紹介したように、飲み物や食べ物をあごを上げて飲食しようとすると、角度的に内容物が気道に入りやすくなってしまいます。ジョッキのビールをあごを上げて飲むのもNGですし、カップラーメンのスープなどをあごを上げて飲み干すのもNG。もしスープ系メニューを食べていて最後にちょっとだけ残ったときは、潔《いさぎよ》くそのまま残してください。飲み干さないことで誤嚥も防げますし、塩分や脂分の摂りすぎも控えられます。

誤嚥やムセを防ぐには、「あご上げ」はもっとも気をつけなくてはならない飲み方だと言っていいでしょう。

でも、この「あご上げ問題」は、**じつは「口が広い食器やグラス」を用いれば、簡単に解決します。**

みなさんちょっと試してみてください。口の広い容器を使えば、別にあごを上に向けなくても、容器を傾けるだけでスムーズに飲み物が口に入ってきますよね。容器の下半分にたまった飲み物も、容器の底を上げて傾ければ問題なく口に入ってくることが分かるはずです。

だから、不顕性誤嚥を予防するためにも、食器、カップ、コップ、グラスは、口の広いものを用いるべき。

できれば、**容器を傾けたときに「自分の鼻が容器にしっかり隠れるくらいの口の広さ」があるものがベストです。**

たとえばワインがお好きな人であれば、口の狭いボルドー型のグラスではなく、これからは**口の大きなカクテル型の**

健康は「食器」で差がつく

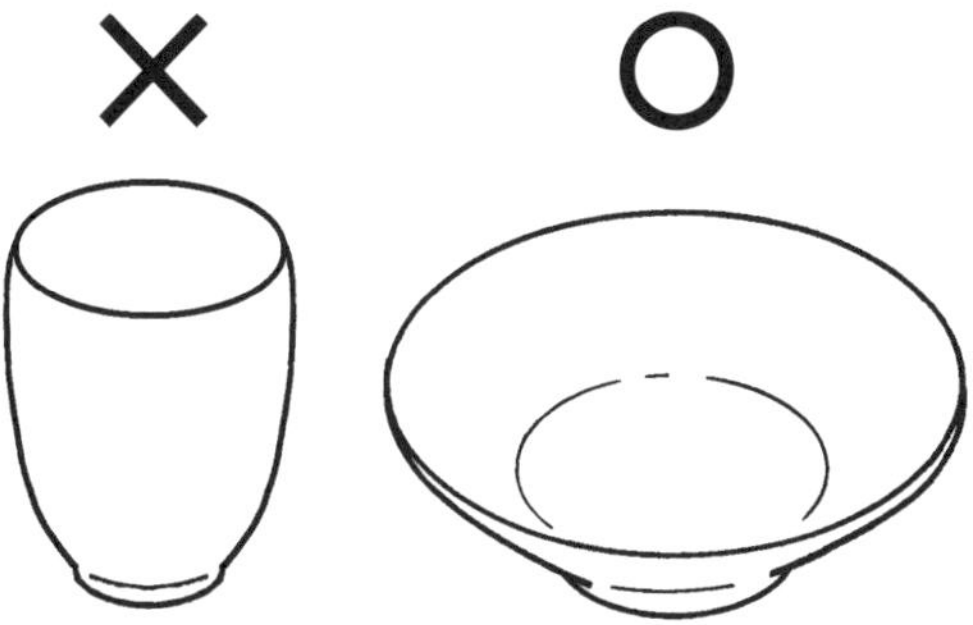

口が狭い食器は、飲むときにあごが上を向いた姿勢になるので、誤嚥しやすい。

口が広い食器は、うなずき気味の姿勢でスムーズに食べられる。

グラスを中心に使っていくのはいかがでしょうか。

それくらいの広さがあれば、軽くおじぎをした「うなずき気味」の姿勢でもラクに飲むことができます。先にも述べましたが、そういう軽くうなずくような姿勢は角度的に気道に入りにくく、誤嚥やムセを防ぐのに適した姿勢だとされているのです。

グラスによって香りと味わいが変わるのもワインの楽しみですから、できる範囲で構いません。新しいワインの楽しみ方として一度試してみてください。

また、ビールグラスや焼酎・ウイスキーの**ロックグラスなども、なるべく鼻が容器に隠れるくらいのサイズを目安に**、買い直してみてはいかがでしょうか。


また、スプーンの選び方も重要です。

スプーンはどれくらいの大きさのものを選ぶかがポイント。飲み込む力が落ちてきた人の場合、一度に口に運ぶ量が多すぎると、咀嚼力や嚥下力が追いつかずにムセや誤嚥を招きやすくなります。

通常、日本人の成人の「ひと口量」は15~20㎖とされています。これは、カレース

○ 口の広いグラス

ポイント
鼻が深く入るグラス、または
鼻筋に触れないグラスは、
誤嚥しにくい。

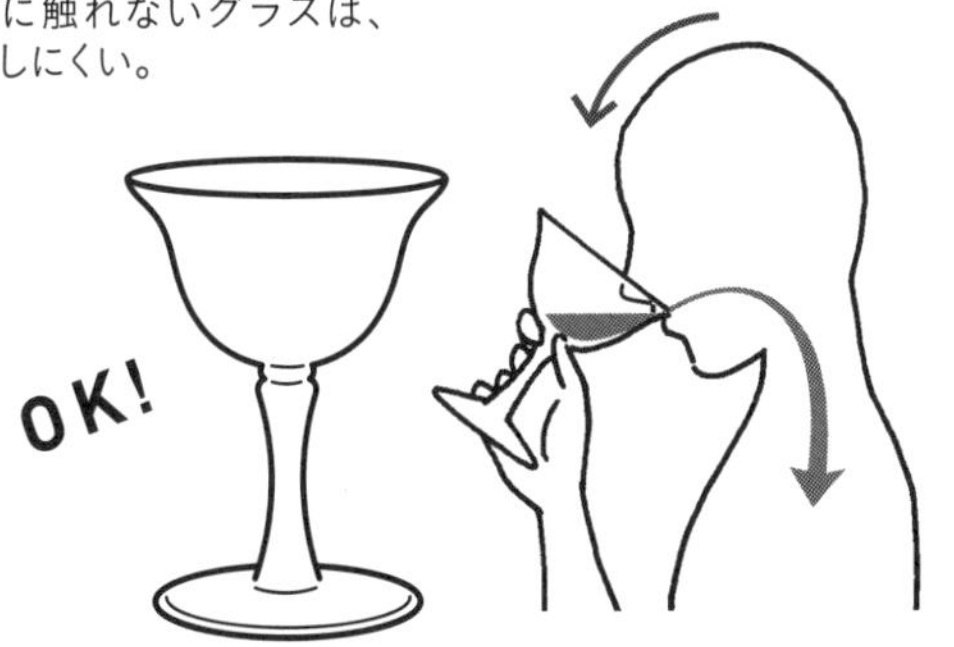

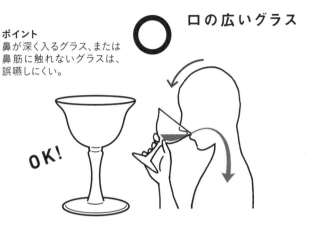

口の広いグラスは「うなずき嚥下」ができるのでOK
→飲み物を自分のペースで飲み込める

× 口の狭いグラス

ポイント
鼻筋にグラスが当たるものは、飲み干す際にあごが上向きにならざるを得ず、誤嚥しやすい。

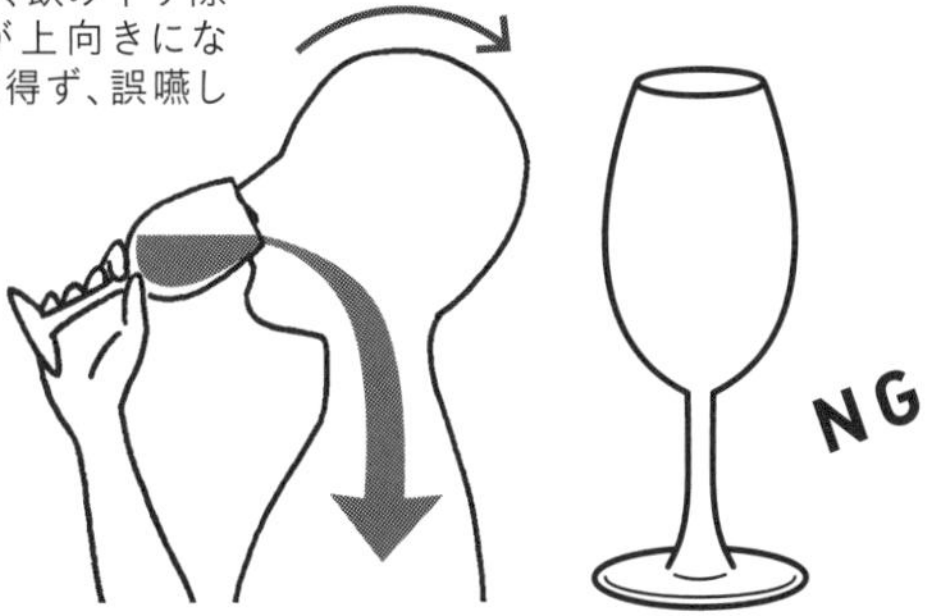

口の狭いグラスは「あごが上を向く」のでNG
→猛スピードで飲み物がのどへ侵入する

プーンで普通にすくったくらいの量。あくまで目安ですが、本書の読者のみなさんが誤嚥しないでスムーズに飲み込むためには、カレースプーンではちょっと大きすぎ。ただ、ティースプーンでは小さすぎます。カレースプーンとティースプーンの中間くらいで、適度な分量を口へ運べるものがおすすめとなります（ただ、すでに嚥下障害を発症している人の場合は、一度に口に運ぶ量はティースプーン1杯くらいがいいとされています）。

この中間サイズのスプーン、探してみるとあまり売られておらず、ちょっと入手しにくいのですが、意外なところでは「**パフェスプーン**」などがぴったりのサイズです。ぜひ「これだ！」というベストフィットのマイ・スプーンを見つけましょう。

それと、ついでに「れんげ」についても述べておきましょう。

よく中華料理店でチャーハンを食べるときなどについてくる「土手の深い角《かど》ばったれんげ」は、じつは飲み込む力の低下した人にはあまり向いていません。このタイプのれんげは、一度に多くの量をすくうことになるため、口を大きく開けてたくさんの量を運び込むことになります。

しかも、れんげが深い場合、一度で全部口に入りきらず、底のほうにごはんやスープが残ることも少なくありません。このようなとき、うまく食べきろうとれんげをくわえたままモゴモゴ咀嚼する人がいますが、**それがとっても危険です！**

これまで見てきたように、口が開いた状態では食道の入り口は開きません。ですから、モゴモゴしている最中、食べ物がポロリとのどの奥へと落ちたようなときに、食道ではなく気道のほうへと入っていってしまい誤嚥につながるのです。

このように、咀嚼や嚥下の力が落ちてきた人には、深いれんげは扱いづらい面

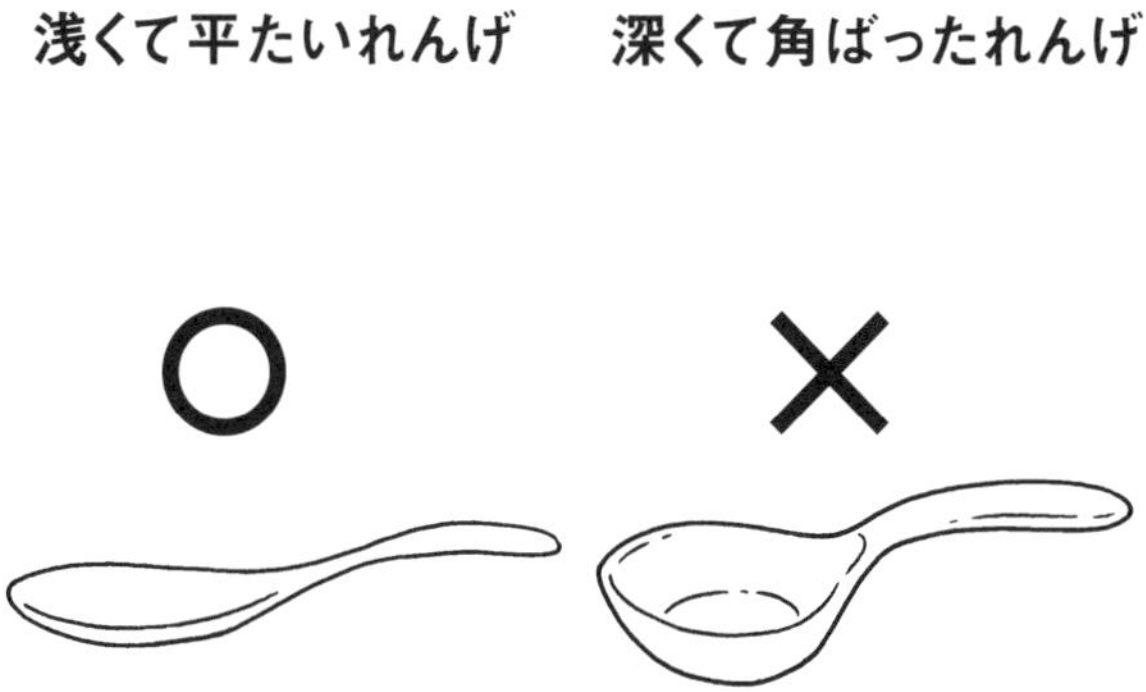

少量ずつスムーズに食べることができるため、知らず知らずの誤嚥を減らせる可能性が高い。

土手に残った食べ物を舌ですくおうと手間どるうちに、誤嚥する可能性がある。

が多いのです。

ですから、れんげを用いる場合は、なるべく「**土手が浅くて平べったいもの**」を選ぶといいでしょう。そうすれば、口に入る量をグッとコントロールしやすくなり、ひと口ひと口適切な量を食べられるようになるはず。わりと見落とされがちですが、こうした食器のちょっとした形状の違いによって、ムセや誤嚥の頻度はけっこう変わってくるものなのです。

第4章

長生きできる食事は「ここ」で差がつく！

さてここからは、さらに具体的な食事の工夫を見ていきましょう。クイズやランキング形式にもなっていますので、楽しみながらこれまでの復習もかねて読んでみてください。

前章で、不顕性誤嚥を防ぐために今すぐつかえる優秀な食材は、「卵」「マヨネーズ」「とろけるチーズ」の〝ちょいトロ3兄弟〟だとお話ししました。本章ではまず、その3兄弟を使った簡単なレシピをご紹介します。

これらのレシピはふだんから自宅に置いてある食材や、スーパーとコンビニで気軽に手に入れられる食材だけで作ることができるようにしてあります。お手軽なうえに、お財布にもやさしいものです。

さらに、私の所属する横浜嚥下障害症例検討会の管理栄養士、木村麻美子さんが考案してくれたレシピなので、美味しいのはもちろん、**栄養面や塩分摂取の面でも適度なレシピ**に仕上がっています。

「いつも普通の卵かけごはんでは飽きてしまう」と感じる方は、ぜひ試してみてください。新しい日常食に出会えるはずです。

ただ、飲み込み力をつけるには、全身の体力がしっかりあることも大切です。そのため、ここでのレシピはあえて高カロリーになっています。痩せぎみの人はそのままでいいのですが、少し体重の増加を気にしている人は、美味しいからといって、大量に食べすぎたり材料を増やしすぎたりして、カロリーを摂りすぎないように注意してくださいね。

「ちょいトロ3兄弟」を使った超カンタンごはん10

卵、マヨネーズ、とろけるチーズの「ちょいトロ3兄弟」を用いた、誰でも作れる食事をご紹介します。すべて1人分の分量ですので、家族の人数に合わせて材料を増やしてください。

①揚げ玉入りごはん

■材料

ご飯150g、揚げ玉10g、青のり1g、オリーブオイル大さじ1、温泉卵1個

▼作り方

①揚げ玉に、温泉卵のタレとオリーブオイルをかけて、ふやかしておく。

②やわらかく炊いたご飯に①と青のりを混ぜ、温泉卵をトッピングしたら、できあがり。

★おすすめポイント　揚げ玉と青のりでお好み焼き風の味に。

エネルギー量　500kcal
たんぱく質　10.1g
塩分　0.3g

②ツナマヨごはん　温玉かけ

■材料

ご飯150g、ツナ缶20g、マヨネーズ大さじ1、胡椒少々、ごま油大さじ1、温泉卵1個

▼作り方

①ツナ缶、マヨネーズ、胡椒を混ぜておく。

②やわらかく炊いたご飯に①を混ぜ、温泉卵とごま油をかけたら、できあがり。

★おすすめポイント

ツナとマヨの定番コンビで食べやすく!

エネルギー量	600kcal
たんぱく質	16.2g
塩分	0.8g

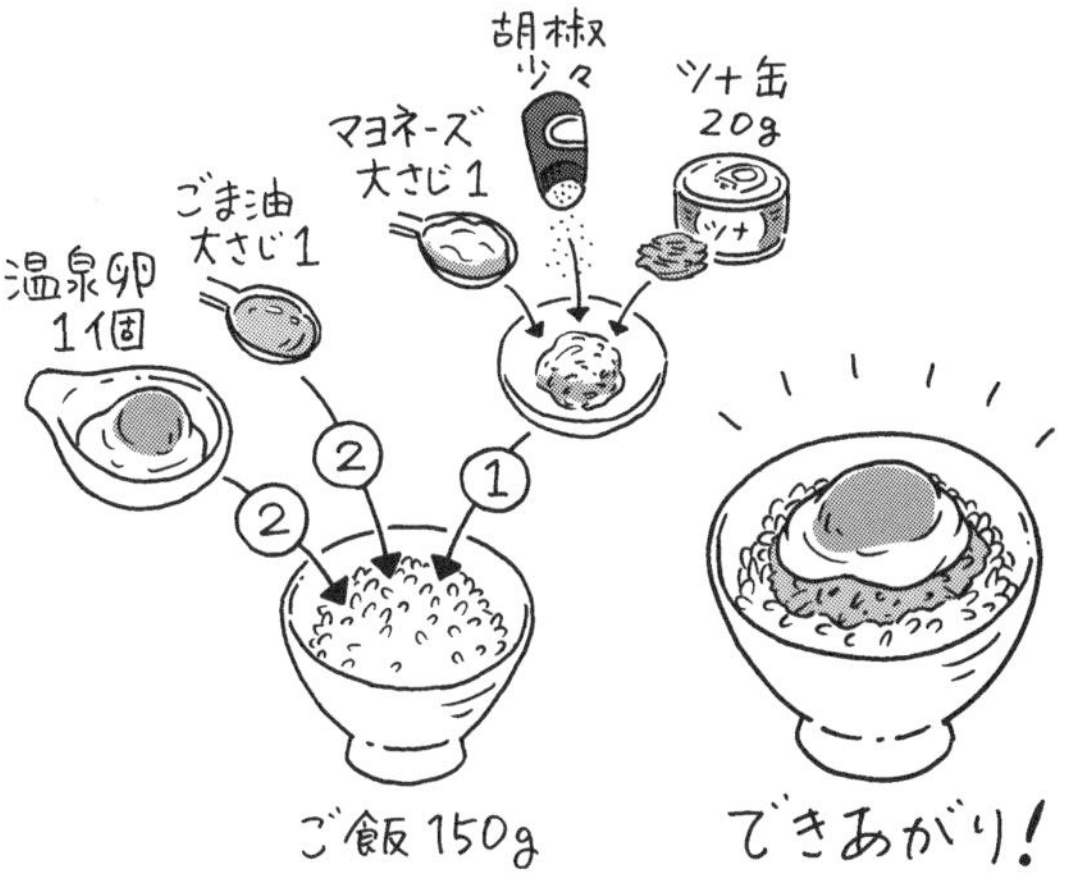

③しらすの洋風ドリア

■材料

ご飯150g、バター10g、しらす20g、マヨネーズ大さじ1、とろけるチーズ25g、刻みネギ少々

▼作り方

①耐熱容器で、温めたご飯にバターを混ぜる。

②しらす、マヨネーズ、とろけるチーズを①にのせて、トースターで15分焼く。

③最後に刻みネギをトッピングしたらできあがり。

★おすすめポイント　しらすのカルシウムで骨も丈夫に！

エネルギー量　525kcal
たんぱく質　15.1g
塩分　1.6g

④とろろの和風グラタン

■材料
とろろ130g、絹ごし豆腐80g、醤油小さじ1、とろけるチーズ40g、青のり少々

▼作り方
①絹ごし豆腐を6等分くらいに切り、耐熱皿に移し、ラップをかけて、600ワットで5分程度レンジにかける。レンジから取り出し、皿に出た水分を捨て、醤油をかける。
②とろろを①にかけ、さらにその上からチーズをかけて、オーブントースターで焦げ目が付くくらいまで焼く。
③焼きあがったら、青のりをトッピングしてできあがり。
(とろろはすでに冷凍させたものが売っています)
★おすすめポイント 豆腐とチーズは相性抜群!

エネルギー量 305kcal
たんぱく質 18.3g
塩分 1.4g

⑤エスニック風アボカドごはん

■材料
ご飯150g、バター10g、マヨネーズ小さじ1、カレー粉少々、市販のホワイトソース50g、アボカド1/4、レモン少々

▼作り方
①温めたご飯にバター、マヨネーズ、カレー粉を混ぜ合わせる。
②温めたホワイトソースを①にかける。
③細かくカットしたアボカドにレモン汁をかけ、②にトッピングしたらできあがり。

★おすすめポイント　不調の時にはカレー粉で食欲増進!

エネルギー量　475kcal
たんぱく質　5.5g
塩分　0.7g

⑥トマトリゾット　温玉のせ

■材料
ご飯120g、市販のトマトソース120g、ハチミツ小さじ2、オリーブオイル大さじ1、塩少々、バジル粉少々、温泉卵1個

▼作り方
①トマトソースにオリーブオイル、ハチミツ、塩を混ぜておく。
②やわらかく炊いたご飯と①を混ぜ、電子レンジで2分温める。
③バジル粉を②にふりかけ、温泉卵をのせたらできあがり。
★おすすめポイント　酸味がハチミツでマイルドになる。

エネルギー量　505kcal
たんぱく質　11.4g
塩分　1.2g

⑦甘くないフレンチトースト

■材料
食パン（8枚切）1枚半、卵1個、牛乳50cc、バター10g、マヨネーズ大さじ1、とろけるチーズ30g

▼作り方

①食パンを4等分の大きさにカットする。

②牛乳と卵を良く溶いたものに、①を充分に浸す。

③フライパンに、バターとマヨネーズをひき、②をのせてキツネ色になるまで両面焼く。

④最後にチーズをのせてふたをし、チーズが溶けたらできあがり。

★おすすめポイント　甘さが苦手な人のための特別メニュー。

エネルギー量　580kcal
たんぱく質　22.0g
塩分　3.5g

⑧豚肉のミートソースグラタン

■材料

豚バラ肉薄切80g、とろけるチーズ40g、

市販のミートソース100g、市販のホワイトソース50g

▼作り方

①豚肉は、2㎝くらいの長さに切る。

②耐熱容器に、豚肉とチーズを交互に重ねていく。
③ホワイトソースとミートソースを②にかけて、電子レンジ600ワットで5分温める。
④さらにチーズを③にかけて、オーブントースターで焦げ目が付くまで焼いたらできあがり。
★おすすめポイント　缶詰やレトルトのソースは常備しよう!

エネルギー量　613kcal
たんぱく質　29.8g
塩分　2.0g

⑨豆腐とはんぺんの卵とじ

■材料
絹ごし豆腐30g、はんぺん30g、卵1個、めんつゆ30㎖、水50㎖、三つ葉(お好みで)

▼作り方
①豆腐・はんぺんは食べやすい大きさにカットする。
②めんつゆを水で割り、①を入れて火にかける。

エネルギー量　140kcal
たんぱく質　4.8g
塩分　1.7g

③ひと煮立ちしたら、とき卵を回し入れ、火を止めて、三つ葉を飾ればできあがり。

★おすすめポイント　とき卵ではんぺんがまとまり食べやすい。

⑩もずくと玉子のスープ

■材料

もずく（三杯酢）1パック（70g）、卵1個、

鶏ガラスープ顆粒《かりゅう》小さじ1、水150㎖

▼作り方

①水に鶏ガラスープを入れ、火にかける。

②煮立ってきたら、もずくを入れる。

③火が通ったら、とき卵を回し入れ、できあがり。

（お好みでトマトを入れても美味しいです）

★おすすめポイント　もずくのとろみで飲み込みやすくなる。

エネルギー量　92kcal

たんぱく質　7.2g

塩分　1.7g

いかがでしょうか。

ふだん料理を全くしない人でも、「②ツナマヨごはん　温玉かけ」をはじめ、簡単にできそうだと感じるものが多いのではないでしょうか。

洋食が好きな人には、火を使わずに作ることができる「⑤エスニック風アボカドごはん」もおすすめです。ぜひ一度、トライしてみてください。

さて、ここからは、ちょっと変わった形式で「肺炎を防ぐ食事のコツ」をお伝えしていきます。

「どっちを選ぶ？」というクイズのようなものもあれば、居酒屋にある食べ物を「誤嚥しにくい順番」にランキングしたものもあります。

はたまた、素朴な疑問に答えるQ&A形式のページなどもあります。

ゲーム感覚で読み進めていただき、楽しみながら「正しい食事の知識」を身につけていっていただければと思います。

どっちを選ぶ？

1

生野菜サラダ VS ポテトサラダ

「飲み込みやすさ」はポテトサラダの圧勝！

生野菜サラダには、レタス、ブロッコリー、トマト、キュウリ、コーンなど、いろいろな形状の野菜が入っています。しかも硬く噛み応えがあるため、口に入れたときに扱いづらく、なかなか「飲み込みやすいかたまり」になりません。

一方、やわらかいポテトサラダはすぐ「飲み込みやすいかたまり」になります。だから、「飲み込みやすさ」で比べたら、ポテトサラダに文句なしに軍配が上がるのです。理想のポテトサラダは、ゴロゴロしたジャガイモのかたまりがつぶれて、マヨネーズでしっかりのばしてあるタイプのものです。

どっちを選ぶ？

2

ひきわり納豆 vs 大粒納豆

粘り気があればいいというものではない

ネバネバ食品には「飲み込みおすすめフード」が多いもの。ただ、粘り気があればあるほどいいというわけではありません。大粒納豆の場合、粘り気が強すぎて口やのどの壁面に納豆の粒がくっつき、かえって飲み込みづらくなることが多いのです。

しかし、ひきわり納豆にすれば、口の中でまとまりやすくなり、こうした問題も解消します。飲み込む力が落ち気味の人は、選ぶなら「ひきわり」にしましょう。

どっちを選ぶ? 3

絹ごし豆腐 VS 木《も》綿《めん》豆腐

飲み込む力が落ちてきたなら「絹ごし」をセレクト

やわらかくて口当たりのいい豆腐は、非常に優秀な「飲み込みおすすめフード」。もっとも、木綿豆腐の場合、加熱するとかたくなってしまうのが難点。とくに「炒り豆腐」にすると、ポロポロとばらけやすくなるので注意が必要です。

その点、絹ごし豆腐は、加熱してもかたくならないし、すりつぶして使えば料理にとろみやまとまりをつけるのにも大活躍します。飲み込む力が落ちてきたなら、絹ごしで決まりでしょう。

どっちを選ぶ?

4
アイスクリームVSかき氷

「乳脂肪分」を見極めて安全なおやつ時間を

冷たくて口溶けのいいアイスは、かなり嚥下力や咀嚼力が弱った人でも食べられる食品です。ただ、どんなアイスでもいいわけではありません。

注意すべきは、シャーベットやかき氷などの氷タイプ。これらは口に入れた瞬間に「離水」をして、溶けた液体がスッと気道に入ってしまうリスクがあるのです。

ですからアイスを食べるなら、バニラアイスやソフトクリームのように、乳脂肪を多く含んだものをセレクトしましょう。そのほうが、のどをゆっくりと落ちていくため飲み込みやすいのです。

これだけは注意しよう①

鶏そぼろ弁当

ポロポロして食べにくい食品は意識して控えるべき

鶏そぼろ弁当は、ポロポロしてまとまりにくい食品の代表選手です。ひき肉や炒り卵がポロッと転げ落ちて、のど奥へ入っていく様子が容易に想像できます。「吸気食い」「かき込み食い」をしやすいのも難点です。

飲み込む力が落ちた人がこういう食品を摂ると、非常に高い確率でムセや誤嚥につながっていくことになります。心当たりのある人は食べるのを控えたほうが賢明でしょう。どうしても食べたいなら、マヨネーズやあんかけなどの工夫が必要です。

これだけは注意しよう②

小籠包《しょうろんぽう》

熱いスープが飛び出してきて口の中が大混乱

小籠包には薄皮の中に具とともにアツアツのスープが包まれています。これにそのままかぶりついたらたいへん。一斉に熱いスープが飛び出してきて、口の中は大混乱に陥《おちい》るでしょう。「二相性」「離水」「イレギュラー」など、誤嚥キーワードの王様です。口内をやけどする恐れもあります。

ですから、飲み込みが不安な人は避けておいたほうが無難です。それでも食べたいときはれんげを使って慎重にいきましょう（れんげの注意点は134ページ参照）。皮、具材、スープが一緒に入ってくると口の中での対処が難しいので、スープはスープだけ、具材は具材だけ、と別々に味わってください。

これだけは注意しよう③

わらび餅

「お餅のリスク」「きな粉のリスク」、両方とも心配

わらび餅だけに限りませんが、きな粉がたっぷりかかったお餅や和菓子は誤嚥リスクの高い要注意食品です。なぜなら、お餅が口の中やのどにへばりついて誤嚥や窒息を招きやすいだけでなく、あーんと口を開けた拍子にひゅっときな粉を吸い込んでムセてしまう可能性がたいへん高いのです。つまり、お餅ときな粉のダブルリスクで誤嚥危険度が倍増しているというわけ。なるべくなら避けたほうがいいでしょう。

これだけは注意しよう④

グミ・こんにゃくゼリー

「弾力性の高いお菓子」は窒息事故の原因に

高齢者が窒息事故を起こすケースの中には、お孫さんなどから「ハイッ、おじいちゃんにもあげるね」とグミやこんにゃくゼリーを渡されて、それをかみ砕けないままツルンと飲み込んでしまい、のどに詰まらせてしまうというパターンがあります。

飲み込む力の落ちた高齢者は、こうした「弾力性の高いお菓子」にはできるだけ手を出さないように普段から心がけ、周囲の方々の協力を得ていくべきでしょう。

飲み込みやすさランキング

①主食編
大好きな食べ物には大きなリスクも潜む

ベスト1位　おかゆ（全がゆ）　なめらかで口の中でまとまりやすい

ベスト2位　ごはん　詰め込まずに少量ずつ口に運ぶのが基本

ベスト3位　パスタ（汁なし麺類）　麺類は「汁なし」のほうがおすすめ

ワースト3位　ラーメン（汁あり麺類）　「すする麺類」は誤嚥につながりやすい

ワースト2位　パン　口の中でモサモサして飲み込みにくい

ワースト1位　お餅　口の中でへばりつき窒息の原因にもなり危険

食卓に欠かせない「主食」だからこそ、工夫をして食べる

わたしたちが「主食」として食べている炭水化物系の食品を「飲み込みやすさ」という点でランク付けすると、右のような順位になります。

ただ、全般的に主食には「必ずしも飲み込みに適しているとは言えない」ものが多いのです。たとえば、1位のおかゆでも、水分の多い「五分がゆ」「七分がゆ」だと離水が起こって危ない状態です。しっかりと水分を煮詰めた「全がゆ」が理想です。

2位の「ごはん」も一度にたくさん口に詰め込んだり急いでかっ込んだりすると誤嚥や窒息の原因になりがち。2位だからと言って「飲み込みやすい」というわけではありません。

もっとも、主食は日々の食卓に欠かせません。ごはんなら「おかゆや卵かけごはんにして食べる」、パンなら「やわらかい中心部分だけ食べる」「マヨネーズやとろけるチーズを加える」など、食べ方をいろいろ工夫しつつ、できるだけ飲み込みやすいかたちで摂るようにしていきましょう。

②味噌汁編

「二相性」の特徴を思い出して味わおう

ベスト1位　ジャガイモの味噌汁　ジャガイモからとろみが出るのでおすすめ

ベスト2位　カボチャの味噌汁　カボチャのとろみで汁も飲みやすくなる

ベスト3位　豚汁・けんちん汁　とろみはあるが、具材の形状に注意

ワースト3位　なめこの味噌汁　なめこがつるんと気道へ入って危険なことも

ワースト2位　おふの味噌汁　噛んだ拍子におふから離水して誤嚥になりやすい

ワースト1位　ワカメの味噌汁　ワカメが口やのどに貼りつくので要注意

具材の選び方によってリスクは大きく違ってくる

味噌汁は日本人のソウルフード。ただ、「液体の汁」と「固体の具材」を同時的に処理しなくてはならない二相性のメニューなので口内での操作が難しく、飲み込みという点で言うと「あまり適した食品とは言えない」面があります。

もっとも、その飲み込みのリスクの度合いは味噌汁の具材によっても大きく違ってきます。右のように、ジャガイモやカボチャなど、でんぷん質系の食品をもちいた味噌汁はとろみが出るのでおすすめです。フリーズドライのとろみがついた味噌汁も市販されています。

ただ、豚汁やけんちん汁は具材によってはとろみがあって良いのですが、一方でいろいろな形状の具材が入ってくると、かえって口の中での扱いに苦労します。また、なめこ、おふ、ワカメなどの具材には、「ちょっとした拍子に気道へ入ってしまいかねないリスク」があり、飲み込む力が落ちた人はなるべくなら控えておくほうがいいでしょう。

飲み込みやすさランキング

③揚げ物総菜編

衣に「隠れた」具材の性質を見極めよ

1位　カニクリームコロッケ　とろけるやわらかさで飲み込みやすい

2位　ポテトコロッケ　口の中でまとまりやすくおすすめ

3位　メンチカツ　中身がほぐれやすいのが少々問題

4位　トンカツ　肉が硬いと噛みにくく、衣と分離しやすい

5位　エビフライ　衣がつるんとはがれやすく咀嚼しづらい

6位　イカフライ　イカが長くて噛み切りにくいうえ、衣がはがれやすい

中身が固形物かそうでないかが見分け方のポイント

スーパーのお総菜コーナーにはコロッケやフライなどの揚げ物がずらっと並んでいます。飲み込みやすさで選ぶなら、どれをセレクトするといいのでしょう。

まず、基本的なことを言っておくと、パン粉で揚げた総菜は、どれも衣がポロポロと落ちやすいので要注意。食べるときは、ソース、タルタルソースなどで少ししんなりさせてから口に運ぶといいでしょう。また、カニクリームコロッケやポテトコロッケなどの中身がすりつぶしてあるものはやわらかいのでOKですが、トンカツ、エビフライ、イカフライなど、中身が硬い固形物のものはあまりおすすめできません。固形物だと衣がはがれやすく、口内での操作が難しくなるのです。とくにイカフライは長いうえに硬くて噛み切りにくいので、飲み込む力が落ちてきた人にはNGです。

飲み込みやすさランキング

④丼もの編

ポイントは「卵」と「とろみ」にあり

1位　ネギトロ丼　やわらかくてとろみがあり飲み込みやすい

2位　麻婆丼　とろみによって口の中でまとまりやすい。山椒はほどほどに控える

3位　中華丼　「あん」のとろみで飲み込みやすいが、具材は小さめにすること

4位　親子丼　卵でとじてあるのが大きなプラスポイント

◆注意して食べよう

ソースカツ丼　カツの下にキャベツが敷いてあるのがマイナス

鶏そぼろ丼　ポロポロした具が気道に入りやすく誤嚥リスク大

「おすすめ丼」と「NG丼」とをしっかり見極めよう

日本人は「丼もの」が大好き。ただ、ひと口に丼ものと言ってもいろいろあり、どれを選ぶかによって飲み込みのリスク度も違ってくるのです。

たとえば、ネギトロ丼、中華丼、麻婆丼などはどれもとろみがあって飲み込みやすく、「飲み込みおすすめ丼」だと言っていいでしょう。また、親子丼も卵でとじてあるのが大きなプラスポイント。鶏やごはんが卵でとろっとコーティングされていればよりいっそう飲み込みやすくなります。これに対し、ソースカツ丼は卵でとじていないうえ、具材の下にキャベツが敷いてあるのがマイナス。キャベツという形状の異なる物も一緒だと、口の中での扱いが難しくなり、飲み込みづらくなるのです。

鶏そぼろがリスキーな理由は先にも説明しました。とくに、鶏そぼろ丼をかっ込んで食べるのは厳禁だと心得ましょう。

飲み込みやすさランキング

⑤居酒屋メニュー編

数多のお品書きから、最適の一品を選び出す

ベスト1位　つくね　やわらかく口の中でまとまりやすい

ベスト2位　お刺身　脂がのって身がやわらかいものがおすすめ(イカ、タコ、貝類を除く)

ベスト3位　ポテトサラダ　ジャガイモがすりつぶしてあるほど飲み込みやすい

ワースト4位　コーンバター　ポロポロとばらけて気道に入りやすい

ワースト3位　枝豆　さやから飛び出した豆を誤嚥しやすい

ワースト2位　小エビのから揚げ　細い手足がばらけて気道に入りやすい

ワースト1位　イカの丸焼き　硬くて噛み切れないイカ・タコ料理には気をつけよう

定番のメニューにもリスキーなものがけっこう多い

居酒屋のメニューにはたくさんの料理が並んでいます。飲み込みという観点で選ぶなら、どんな料理をオーダーするのがかしこいのでしょうか。

おすすめなのは、つくね、あんきも、ネギトロ、なめろうなど、やわらかくてまとまりやすい料理。もちろん、お刺身も身がやわらかいものを選べばOKです。

一方、用心したいのは、枝豆、コーンバター、小エビのから揚げなど。定番メニューの枝豆がリスキーである理由は先に述べましたが、コーンバターもポロポロとばらけてイレギュラーな動きをするので注意が必要です。小エビのから揚げもエビの細い手足がばらけて口の中に残りやすく、気道に入りやすいので要注意。

あと、刺身を含め、「イカ・タコの料理」は噛み切りにくいので極力避けておくほうが無難でしょう。

そこが知りたい！①

お酢を飲んだり食べたりするとムセるのはどうしてですか？

酢は刺激が強いうえに、揮発性《きはっせい》が高いためにムセやすい

お酢はさまざまな健康効果が期待できる食品であり、最近は体調維持のために黒酢やリンゴ酢を飲んだりしている人も多いようです。

もっとも、「酢はムセやすいから苦手だ」という人も少なくありません。みなさんの中にも酢の物やマリネ、もずく酢などを食べているときにゴホゴホッとムセた経験がある人が多いのではないでしょうか。

酢がムセやすいのには理由があります。酢に含まれる酢酸《さくさん》はたいへん刺激の強い成

分。ニオイを嗅いでも鼻にツーンと来る刺激があることがわかりますよね。しかも、酢酸は揮発性が高いために、揮発成分が気道に近いのどの粘膜を刺激しやすいのです。

このため、酢の場合、酢が気道へ入ったり入りかけたりしたときだけでなく、気道の入り口付近を少し刺激したくらいでも、反射的にゴホゴホッとムセてしまうことになるのです。つまり、ほんの少しの刺激でも「**気道防御反射**」のシステムが発動してしまうわけですね。

ですから、飲み込む力が低下気味の方は、酢を飲食するときは意識して慎重に飲み込むのを心がけてください。

とくに、ところてん、冷やし中華、酸辣湯麺《スーラータンメン》(酢の入ったラーメン)など、すすって食べる系のメニューは、すすった拍子に酢が気道に入りやすいので十分注意するようにしましょう。

そこが知りたい！②

ふりかけ、ごましお、刻みのり、薬味、かつおぶしはOK？

パラパラしていなければ、そんなに神経質になる必要はない

日本の食事では「ふりかける食文化」が発達しています。ごはんにふりかけやごましおをかけたり、刻みのりをいろいろな料理にかけたり、うどんやそばに薬味やかつおぶしをかけたり……。

こういう「ふりかけ・薬味系のもの」は飲み込みのリスクという点ではどうなのでしょう。細かくパラパラとしているために、食事中ちょっと息を吸った拍子に気道へ入ってしまいそうなリスキーな感じがありますよね。

たしかに、そういう誤嚥例もあります。実際に私は、ネギトロ巻きを食べる際は、よく誤嚥してしまう「上にのったネギ」を抜いて食べることをおすすめしています。ただ、こうしたリスクは、ふりかけたものがパラパラと落ちないようにしておけば、それだけでかなり防げるものなのです。

たとえば、ごはんのふりかけは、口に運ぶ前にお箸でふりかけをごはんによく混ぜ込んでしまえば、**ふりかけがごはんと一体化**してこぼれ落ちにくくなります。パスタに載っている刻みのりも、麺に絡めてしんなりさせてしまえばＯＫ。焼きうどんのかつおぶしも、麺と絡めてしんなりさせてしまえばリスクは減ります。

要するに、ごはんや料理にふりかけたものをしんなりさせてパラパラとこぼれ落ちないように一体化させておけばいいのです。

口に運ぶ前にこうしたひと手間を惜しまなければ、ふりかけや薬味にそんなに神経質になる必要はないのではないでしょうか。

そこが知りたい！③

誤嚥予防には「おかゆ」がいいと聞きますが……

行列のできる「中華がゆ」を真似しよう

昔から病気で寝込んで体力が落ちた人には「おかゆ」の食事が出されてきました。体力が弱った時期におかゆが出されるのは、単に「消化がよく胃腸に負担が少ないから」というだけではありません。飲み込みがスムーズで誤嚥しにくいからという理由もあるのです。

ところが、「おかゆが好きではない」という人はけっこう多いものなのです。女性にはおかゆ好きもたくさんいらっしゃるのですが、一方で「おかゆなんてものを食べられるか」などと思っている男性も一定数いるのです。

でも、これからは人生１００年の時代。おかゆを避けていてはいろいろと不都合が多くなります。そういう方は、自分が美味しく感じるようにおかゆをアレンジしましょう。

たとえば、横浜中華街には行列のできるおかゆのお店があります。もちろん、その味を再現することは難しいのですが、「**中華スープの素**」や「**鶏ガラスープ**」、「**ごま油**」を使って中華がゆ風にすると、今までのおかゆのイメージがガラリと変わって美味しく感じられるはずです。

また、「ハーブ塩」「オリーブオイル」「ゆず胡椒」「黒酢」など、自分が好きな調味料を加えてもいいでしょう。たったそれだけでも、おかゆを食べるのが楽しくなるのではないでしょうか。

おかゆは「飲み込みにやさしいソウルフード」。

まだ若い人も、お酒を飲み過ぎた翌朝に食べる習慣をつけるなど、もっと身近な食事として摂るようにしていきましょう。

そこが知りたい！④

窒息しやすい食べ物ワースト1位「お餅」とのつき合い方

「お餅」の代わりに「ジャガ白玉」を食べるようにする

厚生労働省の研究調査で、窒息事故を引き起こす原因となった食べ物を調べたデータがあります。それによれば、窒息事故につながった食べ物のダントツの1位は「お餅」です。2位は「ごはん（おにぎり含む）」、3位は「パン」で主食系が続き、「だんご」、「カップ入りゼリー」なども並んでいます。やはりお餅は嚥下をするうえで大きな危険を伴う食べ物なんですね。

では、嚥下力が低下してきた人は、お餅とどのようにつき合えばいいのでしょうか。

結論から言うと、お餅とはなるべくサヨナラしてしまうほうが無難。餅の場合、食べやすいサイズにしたりミキサーにかけたりしても粘り気が残ります。あの粘り気が消えない限り、のどにへばりついて窒息を引き起こす危険が消えないのです。

でも、医療の現場からは「**なんとかしてお餅が食べたい**」という高齢者の声をたくさん耳にします。ですから、どうしても恋《こい》しい場合には、お餅の代わりにジャガイモをつかった「**ジャガ白玉**」をおすすめしています。

つくり方は簡単。白玉粉（50g）に、ふかしてマッシュしたジャガイモ（50g）と水（適量）を加えてこねます。耳たぶ程度のかたさになったら、手のひらでつぶして「**円盤状**」にしましょう。球状の真ん丸の形は、誤嚥や窒息の危険性があるので避けましょう。

これを沸騰したお湯に入れてゆで、浮き上がってきたら、すくって氷水で冷やして出来上がりです。お餅に近い食感が味わえて、飲み込みの点でも大きな心配はありません。定番の黒みつやあずきあんだけでなく、ジャムやカットフルーツなどと合わせて洋風にしていただくのもいいでしょう。

ついやってしまいがちなリスキーな食べ方・飲み方①

スナック菓子の袋ごと一気食い

菓子の細かいかけらが一斉にのど奥に入ってくる

ポテトチップなどのスナック菓子を食べていると、最後、袋の底のほうに細かいかけらがたまりますよね。あの「底にたまったかけらの集合体」をビールでも飲み干すように袋を傾けてガーッと一気に口に入れたことはありませんか?

あれは、非常に誤嚥リスクの高い食べ方。パラパラとしたかけらが一斉に入ってくるうえ、かけらがペタッと口の中にはりついて誤嚥の危険が高まります。あごが上を向き、気道が開きやすい角度にもなります。今後は厳禁ですね。

ついやってしまいがちなリスキーな食べ方・飲み方②

もりそばをすすってよく噛まずに飲み込む

「江戸っ子流の粋な食べ方」をマネしてはいけません

江戸っ子はそばをのど越しで味わうものさ。そばはつゆに3分の1しかつけず、ひと息で一気にすすり上げて、噛まずに飲み込む。それが粋な食べ方ってもんよ――。

落語の影響もあるのか、そばを食べるとき、たまにそういう通ぶった講釈をする人がいます。

しかし、そんな食べ方をしていては、誤嚥リスクが大きくアップするのは間違いありません。

「吸気食い」がいかに危険かは、先述したとおりです。そばはあまり多くすすらず、ひと口ずつよく噛んで食べましょう。

ついやってしまいがちなリスキーな食べ方・飲み方③

ストローで飲むときの「最後のズズズズーッ」

「ズズズズーッ」と音が出るのは空気が入り込んでいるせい

野菜ジュースやスムージー、ヨーグルトドリンクなどをストローで飲むとき、容器の底のほうに残った内容物を「ズズズズーッ」と音を立てて飲んでしまうことはありませんか？

じつは、あの「ズズズズーッ」もよくないのです。あのように音がするのは液体とともに空気が入っている証拠。ストローを通して、液体と空気が不規則に口へ入り、のど（咽頭）を通ることになるため、飲み込みをコントロールしにくくなるのです。けっしてお行儀がいいとも言えませんから、これからは慎みましょう。

ついやってしまいがちなリスキーな食べ方・飲み方④

ソファや寝床で、寝ながらペットボトル

「寝ながら飲み」は角度的にムセやすく誤嚥しやすい

夏の夜、暑いしのどは渇くしでよく眠れないとき、みなさんは枕元のペットボトルに手を伸ばし、横になったまま頭だけをちょっと上げた姿勢で飲んでしまうことはありませんか? もし心当たりがあるなら、ムセて誤嚥しやすいのでやめてください。寝た姿勢のまま水を飲むと、あごが上を向いてしまい、角度的に気道へ入りやすくなるのです。

万が一、ムセてしまったら、**上半身が水平になるように90度に倒します**。そして、十分に咳をして、肺の中に入った誤嚥物を出すように心がけましょう。誤嚥物が肺に残ってしまうと、肺炎の原因になるといわれています。

第5章

「おいしく食べる生涯」は自分でつくる

食べることは、生きること。「口から食べる」が脳と体を輝かせる

わたしたち人間は、食べ物を口から食べることによって、生命維持に必要な栄養を摂っています。また、そうやって食べ物をおいしく味わうことで、日々の元気や活気などの生命力をも生み出しています。

実際、「口から食べられる人」と「口から食べられなくなった人」とでは、生命力の輝きがまったく違います。

私は、その劇的な変化を数えきれないほど目にしてきました。

飲み込む機能を衰弱させて口から食べられなくなった患者さんの中には、生命力がまったく感じられないくらいに弱り切ってしまう人が少なくありません。しかし、どの飲み込み機能を回復させて口から食べられるようになると、見違えるくらいに生

命力がよみがえってくるのです。本当に、目の輝きも、体の動きも、脳の働きも、話す言葉も、自分で飲み込んで食べられるようになると、まるで別人のようにキラキラとした輝きを放つようになります。

すなわち、**食べることは、生きること。**日々、口へ運んでは飲み込んでいるひと口ひと口の食事がわたしたちの脳と体に力を吹き込み、わたしたちの生命を輝かせているのです。

だから、わたしたちがその一生をしっかりと生ききるには、いつまでも口から食べ続け、飲み込み続けていかなくてはなりません。

先にも述べたように、飲み込む力は高齢になってから急に衰えるわけではなく、40代、50代、60代のうちから少しずつじわじわと衰えています。

ですから、不顕性誤嚥や誤嚥性肺炎に悩まされないようにしていくには、できるだけ早い段階から食事などの対策を進めていく必要があります。歳をとって飲み込む力が弱って食べられなくなってから慌てて対策をするのでは間に合いません。「まだ何でも食べられる」というくらいのうちから対策をスタートさせるのがベストなのです。

この最終章では、人が人生を生きていく中での「食べること」「飲み込むこと」の大切さをいま一度考えていくことにしましょう。

どうして欧米には「寝たきり老人」がいないのか

日本の医療施設には寝たきりの高齢者があふれています。その中には点滴、中心静脈栄養、胃ろうなどの経管栄養でつながれて、「口から食べることができない状態」のまま日々を送っている人もいます。口から飲食をすると誤嚥性肺炎を起こして亡くなるリスクがあるため、一時的な措置として「口以外の部分」から栄養を送ることが選択されているわけです。

ところが、欧米の病院には、いわゆる寝たきり老人はあまりいないのだそうです。

『欧米に寝たきり老人はいない』（宮本顕二・宮本礼子 著／中央公論新社）という本によれば、欧米の病院では、日本のようにチューブで栄養を送られながら延命し続けている寝たきり老人はひとりも見当たらないというのです。

その理由は、みんな寝たきりになる前に亡くなってしまうから。

欧米では口から食べられなくなると、点滴や胃ろうなどの人工栄養で延命を図《はか》る措置は行いません。「高齢になり、口から食べられなくなったら、あとはもう死を迎えるだけ」という意識が社会全般に根づいていて、口以外のところから人工栄養を送って生き永らえさせるのは、かえって老人の尊厳を傷つけるものと見なされているのです。日本のように胃ろうなどの人工栄養で延々生きさせるようなことをしていたら、逆に「老人虐待だ！」と訴えられる可能性もあるのだといいます。

つまり、欧米の病院では、口から食べられなくなった高齢者に対しては**必要最低限の医療しか施《ほどこ》さない**。みんな自然に亡くなっていくために、病院に寝たきり老人がひとりもいないということになるわけです。

この問題に関しては、欧米流がいいのか、日本流がいいのか、議論が分かれるところでしょう。口から食べられなくなったら「もう死ぬしかない」と割り切るほうがいいのか、口から食べられなくなって「生かされているような状態」になったとしても生きることに執着したほうがいいのか、おそらくいろいろな意見があるのではないかと思います。

ただ、いずれにしても、確実に言えることがひとつあります。

それは、早い段階から「飲み込む力」を衰えさせないように気をつけていれば、「口から食べられなくなる日」をかなり先延ばしにすることができるのだということ。しっかりと飲み込む力をキープしていれば、「食べられなくなって死んでいくリスク」を遠ざけることもできるし、「食べられなくなって胃ろうなどの経管栄養でつながれるリスク」を遠ざけることもできるのです。

だから、わたしたちが老後の最終段階をより幸せに送っていくためには、早いうちから飲み込む力を落とさないようにしていかなくてはなりません。すなわち、いまのうちからのどを鍛え、いまのうちから体力をキープし、いまのうちから食べ物や食べ方に気をつけて、「口から食べてちゃんと飲み込む機能」を失わないようにしていかなくてはならないのです。

100歳まで食べるためには、100歳まで歩くための「嚥活《エンカツ》」を

最近、本屋さんの健康書コーナーへ行くと、「100歳まで歩ける体をつくる」「死ぬまで歩いていたいなら○○を鍛えなさい」といった感じのタイトルの本をよく見かけます。おそらく、こういう本がたくさん並んでいるのは、「健康長寿を実現するには体力や脚力を落としちゃいけない」という危機意識を持っている人が多いことの現れなのでしょう。

こういう意識が高まっているのはとてもいいことだと思います。

なぜなら、飲み込む力をキープするのにも、体力や脚力を維持することが非常に重要だからです。

先にも述べたように、**飲み込む力は全身の体力と相関しています。**そして、さまざまな体力の中でもとくに飲み込む力への影響が大きいのが「ちゃんと歩ける脚力」を維持できているかどうかなのです。

みなさんよくご存じのように、人の衰えは歩けなくなると一気に加速します。足腰の衰えや腰痛、ひざ痛、骨折などから外に出歩くのが困難になって家に引きこもるようになると、筋肉や関節の機能がみるみる落ちてしまいます。すると、運動能力や体力が低下し、歩くのが億劫《おっくう》になってだんだん布団から離れられなくなっていく……。そして、そういうふうに歩く力がなくなってくると、飲み込みの機能もガクンと衰えてしまうようになるのです。

本当に、「歩けなくなったら、食べられなくなるのも時間の問題」と言っても過言ではありません。

わたしたちの遠い祖先の人類は、狩猟をしたり採集をしたりして、さかんに歩き回ることで食糧を獲得してきました。太古の人々にとっては「歩けなくなる」ということと「食べられなくなる」ということはほとんどイコールであり、もともと「歩行」と「嚥下」は密接に結びついた関係にあるのかもしれません。

とにかく、わたしたちがいつまでも食べ物を食べて飲み込み続けていくためには、「歩く機能」を衰えさせてしまってはダメなのです。

つまり、100歳まで食べられるようにしていくには、「**100歳までしっかり歩ける体力**」**をキープ**していかなくてはならないのだということ。そして、だからこそ普段からよく歩き、積極的に体を動かして、体力・脚力を維持していく姿勢が大切になるわけです。

きっとみなさんの中にもウォーキングやジョギング、筋トレなどを行って体力づくりに励んでいる人が少なくないのではないかと思います。そういった日々の運動習慣は、体力や足腰の筋力のキープだけでなく、飲み込む力のキープにもつながっているというわけですね。

ですからみなさん、嚥下機能維持のためにも、日々体を動かしていくようにしてください。そして、いつまでも歩ける体をキープして、食べる力・飲み込む力をいつまでも失わないように嚥下改善活動、略して「嚥活《エンカツ》」をしていきましょう。

睡眠中の「唾液の誤嚥」を防ぐためにも体力や免疫力が大事

体力に関して、もう少し続けましょう。

近年、高齢者の誤嚥性肺炎では、睡眠中、無意識のうちに自分の唾液を誤嚥することで肺炎を発症するケースがとても多くなっています。病気で入院中に唾液を誤嚥して肺炎を起こしたり、手術は成功したのにもかかわらず、唾液を誤嚥して肺炎で亡くなったりすることも少なくありません。

ただ、この場合、唾液を誤嚥しただけで肺炎を起こすくらいまで体力や免疫力を落としてしまっていることが問題なのです。

通常、体力や免疫力が維持されていれば、自分の唾液を少量誤嚥した程度では誤嚥性肺炎を起こすことはありません。しかし、自力で歩けなくなり、筋力や運動機能が低下してくると、体力や嚥下機能がグッと低下して、誤嚥をしやすくなってくる。そうすると肺が弱って免疫力も著しく落ち込んでくるため、唾液誤嚥の量が増えると肺炎を起こすようになってしまうのです。このようなときは、口腔ケアも重要な対策になります。

なかでも、高齢になってからインフルエンザなどの病気に罹ったり、大きな手術をしたりしたときには、免疫力がガタ落ちの状態になりかねません。だから、そういうときでも誤嚥性肺炎を防ぐことができるように、普段からしっかりと体力をつけておくことが重要になるのです。言ってみれば、**日頃、どれだけ体力や免疫力を高く維持しているかによって、誤嚥性肺炎を起こすか起こさないかが決まってくるわけですね。**

わたしたちの体力や免疫力は、「1日3食、栄養バランスのとれた食事を摂る」「毎日よく歩き、仕事や運動でしっかり体を動かす」「十分な睡眠をとって体を休める」

「規則正しいリズムで生活を送る」といった日々の積み重ねによって養われていきます。

いずれも健康のためには「当たり前のこと」ですが、誤嚥性肺炎を防ぐには、そういう「当たり前」を積み重ねて体力・免疫力を維持することこそがカギになってくるのです。わたしたちが長い人生でつつがなく食べ続け、飲み込み続けていくには、「当たり前のことを当たり前に行う習慣」がいちばん大事なのかもしれませんね。

1日3食をいとおしみ、決しておざなりにしない

作家の山田風太郎氏は70代半ばとなった晩年、「晩飯を食えるのもあと1000回くらいのものだろう」と考え、『あと千回の晩飯』というタイトルのエッセイを書きはじめました。

当時、パーキンソン病や糖尿病に悩まされていた彼は、「余命があと3年、晩飯が食えるのもあと1000回くらいなら、どうせなら食いたいものを食っておきたい。食いたくない食べ物は一切拒否しよう」ということで、「1000回分の食事予定表」をつくることを思い立ったのです。

ネタばれになるかもしれませんが、その「予定表」づくりはいとも簡単に挫折をしてしまいました。ただ、このように「**残された人生で自分はあと何回分の食事をできるか**」と考えると、おのずと人は1食1食を大切に食べ、大切に飲み込むようになるのではないでしょうか。

みなさんはいかがでしょう。

もちろん、「あと20年か30年は生きるつもりだし、あと何回晩飯を食えるかなんて考えたこともないよ」という方も多いでしょう。

でも、もし、この先飲み込む力が落ちて誤嚥性肺炎のリスクが大きくなってきたとしたら、食べたいものを食べられなくなるどころか、口から食べ物を食べられなくなる可能性もあるのです。そういうふうに考えると、いまの1食1食を大事にしていこうという気持ちにもなるのではないでしょうか。

私は、誤嚥や誤嚥性肺炎を防ぐには、**1日3食、ひと口ひと口を大事にしながら食べ、大事に飲み込んでいく姿勢が大切**だと考えています。別にグルメな食事や豪勢な食事でなくてもいい。心の底から「おいしかった」「ごちそうさまでした」と言えるような食事を、あとどれくらいの回数続けていけるのか。そういう観点に立って、毎日の1食1食、ひと口ひと口をとてもありがたいもの、とてもいとおしいものと感じながら味わっていく姿勢が重要なのです。

もっとも、そう言う私も、じつは病棟勤務をしていた若い頃はかなり食事をないがしろにしていました。その頃は目が回るくらいに忙しく、食事の時間もろくにとることができなかったのです。カップラーメンを食べたり菓子パンを頬張ったりする時間があればまだマシなほうで、食事を抜くのなんてしょっちゅう。白状しますが、ひどいときは医療用の経管栄養剤を口から一気に飲んでごまかしていたこともあります。

もちろん、いまでは大いに反省しています。

前にも述べましたが、食べることは、生きること。食事を軽んじることは、生きることを軽んじているに等しい行為だと言ってもいいでしょう。

だから、どんなに忙しくても、食事をおざなりにしてはダメ。「これで胃袋を満たしさえすればいいや」とか「めんどうだから、これで簡単に済ませちゃえばいいや」とかといった姿勢で食事に臨んでいてはいけないのです。

ぜひみなさんも、食事をめんどうがったり軽んじたりすることなく、ひと口ひと口を大切にしながら口へ運ぶようにしましょう。そうやって日々「食べること」「飲み込むこと」に真摯に向き合っていく姿勢は、きっと飲み込む力を健やかにキープすることにもつながっていくはずです。

「おいしく食べることのできる幸せ」を1日でも長く続けていこう

人は誰でも歳をとります。歳をとれば誰でも体が衰えます。高齢になれば、飲み込む力が徐々に落ちて、若いときと同じようには食べられなくなってきます。

それはある程度、しょうがないことです。

しかし――。

これまで述べてきたように、飲み込む力はやるべきことをちゃんとやればキープしていくことができます。多少歳をとって飲み込む力が落ちてきたとしても、しっかりケアや対策を実践していけば、食べる機能・飲み込む機能を〝**細く、長く**〟維持していくことが可能なのです。

私は、人間にとって「食べること」は、イコール「幸せなこと」だと考えています。人の人生の幸せは「食べること」なしには成り立ちません。食べられてこそ、飲み込めてこその人生なのです。

みなさんも、おいしいものを食べているとき、心も体も高揚して、満ち足りたよろこびや幸せを感じますよね。そして、そういうとき「この幸せをこの先もできるだけたくさん味わっていきたい」と思うのではないでしょうか。

つまり、のどのケアや食事の対策をしっかり行って食べる機能・飲み込む機能を〝細く、長く〟維持していけば、そういう幸せをこの先もずっと味わい続けていくことが可能になるわけです。

そういう点で言えば、飲み込む力をつけることは、人生の幸せを呼び込むことにもつながっているのでしょうね。

だからみなさん、いまのうちからがんばって飲み込む力をつけていくようにしましょう。

飲み込む力をつけ、誤嚥や誤嚥性肺炎を防いで、「おいしい食事を口から食べられる状態」を1日でも長く維持していくようにしましょう。
そうすれば、10年後、20年後、30年後のみなさんの将来は大きく変わってくるはずです。きっと、何十年か先の未来のみなさんは「1日1日おいしいものを口から食べられるよろこび」を感じながら、とても幸せな老後を送れるようになっているのではないでしょうか。

ですからみなさん、飲み込む力をつけて「食べるよろこび」「食べる幸せ」を1年でも長く、1日でも長くキープし続けていくようにしましょう。そして、自分の人生、自分の老後にたくさんの幸せを呼び込んでいこうではありませんか。

おわりに

私たち医師は、患者さんの健康寿命が1日でも長くなるようにいつも努力していま す。ですが、誠に残念ながら神様のように万能ではありません。ときには、患者さんの快方を願って、神頼みしていることもあります。

そんな私からお伝えしたいことは、もしあなたの大切な人が人生をまとめる時期にさしかかっていたら、好きな物は食べられるうちに好きなだけ食べさせてあげてもよい、ということです。最後の最後になると、人は口から食べる必要がなくなるからです。

2018年、京都大学の本庶佑《ほんじょたすく》先生が、ノーベル医学生理学賞に選ばれました。本庶先生は学生たち相手の講演会で「超高齢化社会」の将来についての考えを問われて、次のように訴えています。

「人はいつまで生きたいと望むのか。それで幸せになれるのか」

「どう死にたいのか、それぞれが終末期を真剣に考えることも重要」

私のような者と本庶先生とを並べるのは大変おこがましいのですが、私はこれからはひとりひとりの人間が「どう死にたいか」を真剣に考える時代がきていると、日々感じています。

読者のみなさま、そしてご家族のみなさまが、最後まで幸せを感じながら人生をおくっていけることを願ってやみません。

さて、普段台所に立つことすら滅多にない私にとって、本書で紹介してきた「食事面での誤嚥予防のハウツー」を述べるのはかなりの困難でした。

そこで今回の本では、私が世話人をしている「横浜嚥下障害症例検討会」のメンバーに全面的に協力をしてもらいました。

この会は、医療や介護の現場において誤嚥や誤嚥性肺炎を防ぐべく日夜活動をしているプロフェッショナルの集まり。看護師、栄養士、言語聴覚士、歯科医師、医師など、さまざまな職業のメンバーが集まっています。いわばこうしたプロフェッショナルなメンバーの「現場の生の声」を集約したのが本書といえます。

食事上の注意や工夫に関しては、〝そうか、こんな手があったんだ〟というような斬新なアイディアを持っているメンバーが多く、この本の食事ハウツーに関する部分のほとんどは、彼らの知識と経験をもとに書かせていただいています。

木村麻美子さん　（衣笠病院　栄養士）
濱本暁子さん　（クロスハート野七里・栄　栄養士）
森田ちかこさん　（ホームケアクリニック横浜港南　栄養士）

粉川将治さん　（湘南慶育病院　言語聴覚士）
廣瀬裕介さん　（横浜なみきリハビリテーション病院　言語聴覚士）
金井枝美さん　（横須賀共済病院　言語聴覚士）
小田海さん　（新戸塚病院　言語聴覚士）
宮内辰也さん　（横浜嚥下障害症例検討会　言語聴覚士）
桑原昌巳さん　（横浜嚥下障害症例検討会　事務局）
山本奈緒美さん　（横浜市脳卒中・神経脊椎センター　看護師）
上野美和さん　（JMA海老名訪問看護ステーション　看護師）
吉田直人さん　（ナガタ歯科　歯科医師）
河合敏さん　（河合耳鼻咽喉科医院　耳鼻咽喉科医師）
足立徹也さん　（鎌倉リハビリテーション聖テレジア病院　リハビリテーション科医師）
眞木二葉さん　（聖マリアンナ医科大学　脳神経内科医師）

本当にありがとうございました。

そして、前著のときと同じく、今回も私にエネルギーを送り続けて支えてくださった患者さんたち、クリニックのスタッフたち、私の家族たち。みなさんなくして、本書は完成しませんでした。患者さんやスタッフと楽しくワクワクしながら、そして、人情の機微を感じながら仕事ができるのは、最高に幸せです。

これまでご指導、ご協力いただいてきたみなさまに、この場をかりて謝意を表します。

西山耕一郎

巻末特典

嚥下専門医のいる病院・クリニック一覧

前著『肺炎がいやなら、のどを鍛えなさい』を読んでくださった読者から、たくさんのハガキが届きました。そのなかに、このようなメッセージがたくさん見受けられました。

「西山先生の診療所で診てもらいたいです。けれど、遠方に住んでいるため、行くことができません。どこか近くによい病院はありませんか？」

このリクエストに応えるべく、このたび嚥下治療を行っている全国の主要病院の一部をリストにしました。必要な方はご参照ください。

私は医療の世界ではまだまだ修行中の身です。日本にはほかにもたくさんの優れた嚥下専門の医師がいますから、不安な方はぜひ一度、のどの検診にかかってみてください。

住所	電話番号
札幌市中央区南1条西14丁目291	011-231-8555
旭川市緑が丘東2条1-1-1	0166-65-2111
仙台市青葉区星陵町1-1	022-717-7000
石巻市蛇田字西道下71	0225-21-7220
柴田郡大河原町字西38-1	0224-51-5500
仙台市太白区長町3-7-26	022-746-5161
大崎市古川穂波3-8-1	0229-23-3311
福島市上町6-1	024-526-0300
福島市八島町7-7	024-534-6101
福島市光が丘1番地	024-547-1111
三鷹市新川6-20-2	0422-47-5511
文京区本郷7-3-1	03-5800-8630
新宿区戸山1-21-1	03-3202-7181
小平市小川東町4-1-1	042-341-2711
大田区東雪谷4-5-10	03-5734-8000
豊島区駒込1-29-1	03-3946-2087
稲城市若葉台3-7-1	042-331-5531
横浜市南区中里1-11-19	045-715-5282
川崎市中原区小杉町1-396	044-733-5181
伊勢原市下糟屋143	0463-93-1121
川崎市宮前区菅生2-16-1	044-977-8111
厚木市船子232	046-229-1771
鎌倉市腰越1-2-1	0467-32-4125
足柄下郡箱根町仙石原1285	0460-84-9111
横浜市保土ヶ谷区岩井町215	045-715-3111
川崎市高津区久本1-2-5　関口第一ビル4階	044-865-4187
横浜市金沢区富岡東5-20-8　吉川ビル2階	045-773-0133
佐倉市江原台2-36-2	043-486-1151

嚥下専門医のいる病院・クリニック一覧（北海道〜千葉県）

都道府県	病院・クリニック名
北海道	中村記念病院　耳鼻咽喉科
	旭川医科大学病院　耳鼻咽喉科・頭頸部外科
宮城県	東北大学病院　耳鼻咽喉・頭頸部外科
	石巻赤十字病院　耳鼻咽喉科
	みやぎ県南中核病院　リハビリテーション科
	長町病院　リハビリテーション科
	大崎市民病院　耳鼻咽喉科
福島県	大原綜合病院　耳鼻咽喉科
	福島赤十字病院　耳鼻咽喉科
	福島県立医科大学附属病院　耳鼻咽喉科・頭頸部外科
東京都	杏林大学医学部付属病院　耳鼻咽喉科・頭頸科（摂食嚥下センター）
	東京大学医学部附属病院　耳鼻咽喉科・頭頸部外科
	国立国際医療研究センター病院　耳鼻咽喉科、リハビリテーション科
	国立精神・神経医療研究センター病院　飲みこみ外来
	荏原病院　耳鼻咽喉科
	部坂耳鼻咽喉科医院
	稲城台病院
神奈川県	西山耳鼻咽喉科医院
	日本医科大学武蔵小杉病院　耳鼻咽喉科
	東海大学医学部付属病院　耳鼻咽喉科
	聖マリアンナ医科大学病院　耳鼻咽喉科、脳神経内科
	東名厚木病院
	鎌倉リハビリテーション聖テレジア病院
	箱根リハビリテーション病院
	聖隷横浜病院　耳鼻咽喉科
	もぎたて耳鼻咽喉科
	河合耳鼻咽喉科医院
千葉県	聖隷佐倉市民病院　耳鼻咽喉科

住所	電話番号
八千代市大和田新田 477-96	047-450-6000
狭山市大字水野 49-19	04-2957-0501
上尾市西貝塚 148-1	048-781-2222
川越市鴨田 1981	049-228-3400
上尾市柏座 1-10-10	048-773-1197
足利市五十部町 284-1	0284-21-0121
佐野市堀米町 1728	0283-22-5222
下都賀郡壬生町北小林 880	0282-86-1111
前橋市昭和町 3-39-15	027-220-7111
諏訪市湖岸通り 5-11-50	0266-52-6111
新潟市中央区旭町通一番町 754	025-223-6161
浜松市中区和合北 1-6-1	053-471-8331
鈴鹿市飯野寺家町 830	059-382-0548
豊明市沓掛町田楽ヶ窪 1-98	0562-93-2111
各務原市鵜沼山崎町 6-8-2	058-384-8485
吹田市山田丘 2-15	06-6879-5111
堺市西区家原寺町 1-1-1	072-272-1199
大阪市阿倍野区阿倍野筋 1-1-43　あべのハルカス 22 階	06-6623-0730
神戸市中央区脇浜町 1-4-47	078-261-6711
神戸市中央区楠町 7-5-2	078-382-5111
京都市左京区聖護院川原町 54	075-751-3714
京都市上京区河原町通広小路上る梶井町 465	075-251-5111
京都市山科区西野山中鳥井町 75-1	075-594-1133
有田市新堂 56	0737-85-1187
倉敷市松島 577	086-462-1111

嚥下専門医のいる病院・クリニック一覧（千葉県～岡山県）

都道府県	病院・クリニック名
千葉県	東京女子医科大学八千代医療センター　耳鼻咽喉科、小児耳鼻咽喉科
埼玉県	大生水野クリニック　耳鼻いんこう科
	埼玉県総合リハビリテーションセンター　リハビリテーション科
	埼玉医科大学総合医療センター　耳鼻咽喉科、リハビリテーション科
	上尾中央総合病院　耳鼻いんこう科
栃木県	足利赤十字病院　耳鼻咽喉・頭頸部外科
	佐野厚生総合病院　耳鼻咽喉科
	獨協医科大学　耳鼻咽喉・頭頸部外科
群馬県	群馬大学医学部附属病院　耳鼻咽喉科
長野県	諏訪赤十字病院　耳鼻咽喉科
新潟県	新潟大学医歯学総合病院　耳鼻咽喉・頭頸部外科
静岡県	浜松市リハビリテーション病院　リハビリテーション科
三重県	森耳鼻咽喉科
愛知県	藤田医科大学病院　耳鼻咽喉科・気管食道科、リハビリテーション科、歯科・口腔外科
岐阜県	各務原リハビリテーション病院　神経内科
大阪府	大阪大学医学部附属病院　耳鼻咽喉科・頭頸部外科
	堺市立総合医療センター　耳鼻咽喉科・頭頸部外科
	あべのハルカス坂本耳鼻咽喉科
兵庫県	神鋼記念病院　耳鼻咽喉科
	神戸大学医学部附属病院　耳鼻咽喉・頭頸部外科
京都府	京都大学医学部附属病院　耳鼻咽喉科・頭頸部外科
	京都府立医科大学附属病院　耳鼻咽喉科
	ひろた耳鼻咽喉科医院
和歌山県	九鬼クリニック耳鼻咽喉科
岡山県	川崎医科大学附属病院　耳鼻咽喉科・リハビリテーション科

住所	電話番号
広島市中区基町 7-33	082-221-2291
広島市南区霞 1-2-3	082-257-5555
広島市南区宇品神田 1-5-54	082-254-1818
松江市西津田 8-8-8	0852-23-1111
米子市西町 36-1	0859-38-6622
木田郡三木町池戸 1750-1	087-898-5111
さぬき市寒川町石田東甲 387-1	0879-43-2521
東温市志津川 454	089-964-5111
南国市岡豊町小蓮 185-1	088-866-5811
福岡市早良区田村 2-15-1	092-801-0411
福岡市早良区百道浜 3-6-45	092-832-1100
大分市金池町 2-8-18	097-535-0480
佐賀市鍋島 5-1-1	0952-34-2379
長崎市坂本 1-7-1	095-819-7200
熊本市中央区本荘 1-1-1	096-344-2111
熊本市北区室園町 12-10	096-344-3000
中頭郡西原町字上原 207	098-895-3331

嚥下専門医のいる病院・クリニック一覧（広島県～沖縄県）

都道府県	病院・クリニック名
広島県	広島市立広島市民病院　耳鼻咽喉科・頭頸部外科
	広島大学病院　耳鼻咽喉科・頭頸部外科
	県立広島病院　小児感覚器科
島根県	松江生協病院　耳鼻咽喉科
鳥取県	鳥取大学医学部附属病院　頭頸部診療科群（耳鼻咽喉科／頭頸部外科）
香川県	香川大学医学部附属病院　耳鼻咽喉科・頭頸部外科
	さぬき市民病院　耳鼻いんこう科
愛媛県	愛媛大学医学部附属病院　耳鼻咽喉科・頭頸部外科
高知県	高知大学医学部附属病院　耳鼻咽喉科・頭頸部外科　音声嚥下外来
福岡県	福岡歯科大学医科歯科総合病院　耳鼻咽喉科
	福岡山王病院　耳鼻咽喉科　音声・嚥下センター
大分県	佐藤クリニック
佐賀県	佐賀大学医学部附属病院　耳鼻咽喉科・頭頸部外科
長崎県	長崎大学病院　耳鼻咽喉・頭頸部外科
熊本県	熊本大学医学部附属病院　耳鼻咽喉科・頭頸部外科
	朝日野総合病院　耳鼻咽喉科
沖縄県	琉球大学医学部附属病院　耳鼻咽喉科

肺炎がいやなら、
ご飯に卵をかけなさい

2019 年 9 月 2 日　第 1 刷発行

著　者　　西山耕一郎

発行者　　土井尚道
発行所　　株式会社 飛鳥新社
〒101-0003
東京都千代田区一ツ橋 2-4-3 光文恒産ビル
電話（営業）03-3263-7770（編集）03-3263-7773

編集協力　　高橋明
ブックデザイン　　小口翔平＋岩永香穂（tobufune）
イラスト　　中村知史
校　正　　円水社

印刷・製本　　中央精版印刷株式会社

ISBN 978-4-86410-655-9

編集担当　三宅隆史